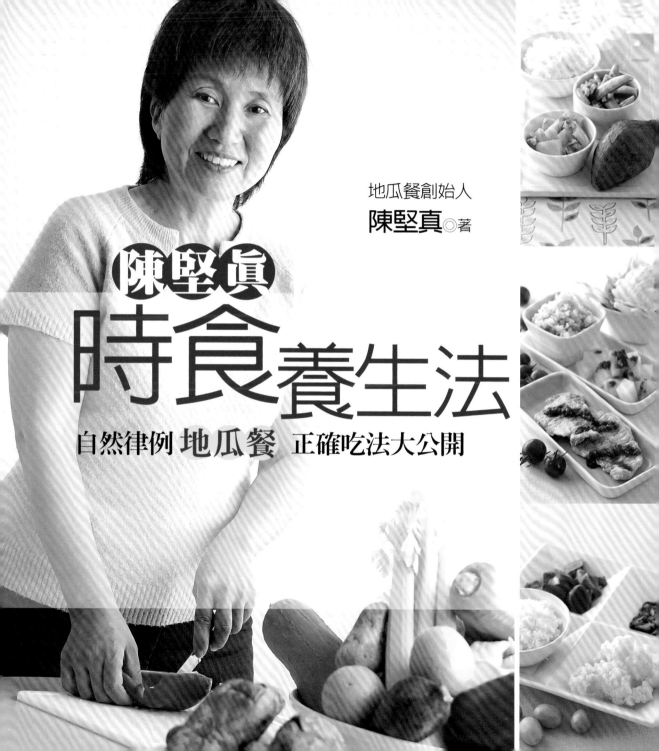

地瓜餐創始人
陳堅真◎著

陳堅真
時食養生法

自然律例 地瓜餐 正確吃法大公開

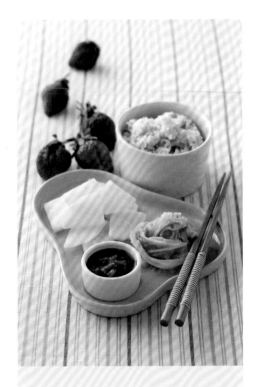

不同體質，不同季節，都該有不同的吃法。體質是會隨著作息和飲食而改變的，一旦體質改變，飲食也要跟著調整。例如血壓高的人本來在吃降三高飲食，但是過一陣子血壓下降了，就要隨之調整飲食內容，以免造成身體的傷害！

詳見本書第91頁

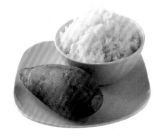

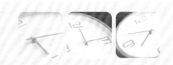

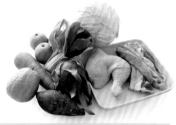

配合每個不同的季節，都該有不同的吃法。早餐能溫中健脾、潤肺、增加活力。甜豆能和中益氣、補充元氣；彩椒可改善胃酸及脹氣、兼具美白功效。

詳見本書第42頁

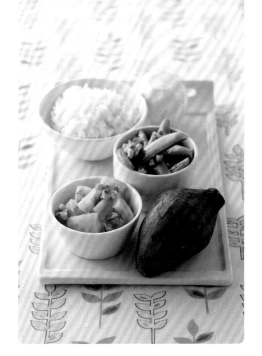

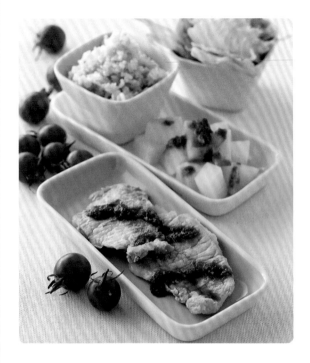

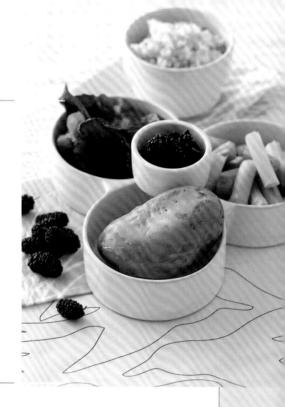

■■■■■ PART4

時食養生法的心得分享

關於自然律例、
時食養生法與陳堅眞

「什麼能夠扭轉你的人生?」

如果拿以上的問題去詢問任何一個飽受慢性病痛折磨的人,相信他們的回答會是「擺脫病痛」!

本書要告訴大家的,正是一種靠自己的力量,就能夠擺脫病痛的飲食及作息方式——時食養生法。

時食養生法,是自然律例最基礎的養生方式。而自然律例,則是地瓜餐的創始人陳堅真為了拯救自己而找出的一條活路。陳堅真本人就是這套療法的最大受益者,她花了十幾年的時間,用時食養生法逆轉了自己的病痛,挽救了自己與家人的健康,也改變了許多人原本充滿病痛的人生。

許多前來學習時食養生法的學員也如同陳老師一樣,曾飽受慢性病或重症之苦,但透過回歸大自然的生活方式,改變飲食並調整作息後,他們親身感受到病痛的修復,由身體開始而漸至心靈,逐漸找回健康與幸福,創造出別人眼中的健康奇蹟。

現在,陳老師將要透過本書告訴大家,如何在菜市場裡找良藥!如何辨認出自己的真命食材!如何烹調出美味兼具養生效果的大長今飲食!以及,如何張口就能輕鬆吃出健康來!

關於自然律例

　　自然律例，對大多數的人而言，不管是老掉牙的觀念或是新鮮的字眼，相信仍只是個名詞。但是，對於那些曾經親身執行過自然律例生活方式的人而言，自然律例無疑是重拾健康、創造幸福的契機。（請參見本書PART4：時食養生法的心得分享）

　　自然律例課程，是陳老師依照大自然的律例為藍本，融合了中西醫學及營養學概念、自我認知與自我探索、玄學及宗教、兩性關係、群我人際互動、神學等合乎自然法則的價值觀，及操作原則所設計而成的。內容包括：時食養生法、經絡生理心理與理療、經絡與穴療以及各科學理、各流派醫學之學理探索、玄學探索、宗教探索、自我認知與了解他人、貴人學、女學與男學、神學等十個階段。簡單來說，自然律例要教大家的，是如何以簡易又廉價的方法來成為自己和家人的身心靈良醫。這套方法依循「身→心→靈」的順序，循序漸進來改善人生，以期讓「生→老→病→死」的苦痛過程，轉變成為「生→長→死」的幸福歷程。

　　學習自然律例的最終目的，是達成身心靈的平衡，以臻平安喜樂與健康智慧的幸福狀態。而本書將著重於介紹自然律例最基本的養生之道——時食養生法。

關於時食養生法

　　時食養生法，是學習自然律例的入門功夫。顧名思義，這套方法就是「在對的時辰作息、並依據時令來進食」的養生法門。其重點在於適時的作息以及正確的飲食，此外還包括了體質的調整以及正向的思維等。

　　根據時食養生法的主張，疾病通常是結果，而非原因。除了少數先天在心理或身體上就有障礙的弱勢朋友之外，大部分的疾病都是後天失調所造成的。而一個原本健康的人之所以後來會得到慢性病，是因為生活方式與健康之道背道而馳，往往是作息及飲食悖逆了大自然的律法。也就是說，就因果關係而言，先是出差錯的人生導致了疾病，而後疾病再反過來拖累人生。

當人順應大自然的法則過生活時，身心通常是健康愉悅的；反之，若違反了大自然的律例時，病痛不安也就不可避免了。所以，疾病並不是一種常態，而是人生在操作錯誤之下的一種異常結果。當人生出現病痛危機時，只要能夠適時修正錯誤的生活習慣，並依據時令來調整飲食，就能夠降低疾病的傷害，改善身心的健康。

　　根據時食養生法的養生原則，要修正疾病並獲得健康，就要從以下四大方向著手：

- 作息：把握每天的養生吉時。
- 飲食：運用當令食材來增進健康。
- 體質：認識自己的體質並吃對食物。
- 思維：善用正確思維來加持養生功效。

　　透過以上四大方針來養生，順應大自然的週期性，認識疾病的成因，了解自己的體質並善用當地當季盛產食材來滋養身心，遵循五臟六腑的運作時辰來作息，並培養合宜的人生價值觀，就能掌握時食養生法的精髓，並回復健康的身心。

關於陳堅真

　　在陳堅真老師悟出自然律例並執行時食養生法之前，她曾經歷過一段充滿病痛的悲慘人生。她形容自己的人生，是先歷經了死蔭的絕望，再逐漸掙扎找出一線生機。

　　生老病死及諸多橫逆，是人生最怕遭逢的惡夢。像是：天生體質上的弱勢、欠缺照顧及保護的童年、成長環境不良的青春期、病弱而難養育的子女、婚姻瀕臨破裂、慢性病纏身等。然而以上的各種情況，陳堅真全部遇上了。

　　她來自一個有遺傳性精神疾病的家族，從小身處於充滿各式暴力的成長環境，家人表達愛意的方式，就是暴力。不僅是肢體上的暴力、言語上的、甚至是思想上也充滿了暴力。長期處於暴力之中，嚴重影響了她的成長和發育。

幼年時父親投資失敗，因此她從七歲起就開始打工，跟著家人一起去蝦廠剝蝦殼賺取金錢貼補家用。小學畢業後，陳堅真開始了白天全職工作晚上唸夜校的日子，每天都為了家計操勞十幾個鐘頭。長期的身心交瘁，拖垮了她的健康，於是，從十四歲因肝病住院開始，她展開了和慢性病對抗的人生。

接下來的歲月裡，陳堅真陸續罹患過肝病、心臟病、中風、躁鬱症、類風濕疾病、骨質疏鬆、嚴重的尿失禁等慢性病症。甚至在她當了媽媽後，還得再面對子女身上的許多疑難雜症。終於在前後接了三張孩子的病危通知後，她動了學醫的念頭，誓言要找出最簡單便宜的自然健康之道。

她努力研究各種能夠醫治病痛的方式，從西醫、藥學、營養學、中醫、自然醫學、食療、生機飲食、保健食品，另類療法如哲學、宗教等。經過不斷實驗與嚐試，終於，她發現原來大自然就是最佳良醫，人們生存的一切所需都能在大自然裡頭找著，而當季當地盛產的天然食材，就是維護健康的最佳良藥！只要順著大自然的律例來生活，健康快樂原本是件容易又廉價的事情。

於是陳堅真提出了「自然律例」的主張，而且帶動全家一起調整生活模式，依照時令來飲食與作息。靠著認真執行時食養生法，不僅各種病痛逐漸消失，以前很多想不開或想不通的事情，在身體變得更健康之後，也就易於釋懷了。

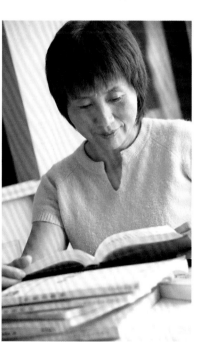

在身體與心理雙方面都愈趨健康的情況下，她的人生也就逐漸活了回來。後來，她也把這套自然律例時食養生的方法分享給其他有需要的人，並因此幫助過數千名學員改善了人生品質。

現在，藉由這本書，她希望能讓更多人分享她重拾健康的祕訣。

地瓜餐這樣吃最健康！

　　從事自然律例教學多年，在分享、教學、推廣的過程中，歷經許多的喜與悲。

　　喜的是，只要願意遵行自然律例的各項法則，疾病的康癒是不可言喻的；悲的是，怎麼會有那麼多人五穀不分、蔬果不辨，至於如何烹煮就更不分明了！

　　自小因家貧，所以只要生病，母親便會採摘蔬果與草本植物作草藥，也因家貧，所以學習如何承家務、調理三餐、認識食材自是理所當

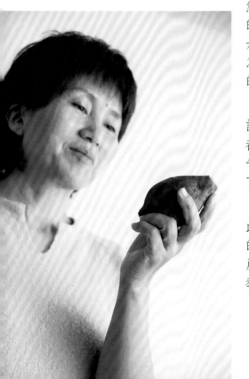

然。爾後在教學當中，卻發現許多人偏廢了這重要的部分。雖然大家知道要吃當令盛產的食物，可是，哪些是當令食材？哪些食材適合自己？而又該怎麼烹煮才最健康？藥菰不分成了執行時食養生法的一大困擾。

　　於是，本書針對以上各項重點，提出了相關的說明及建議。雖因篇幅有限而無法將所有人的需求都納入，每種體質的食譜也僅能就四季示範早、午、晚餐各一套，但相信對於有心追求健康的人而言亦能有所助益。

　　此外，思維決定行為，最後也決定了命運，因此建立對健康的正確價值觀也很重要。健康是一切的拱心石，而健康的人是最重要且最有價值的資產。只可惜現代社會的家庭教育、學校及社會各類教育中都偏重功利教育，致使「人產業」的養成教

育節節衰退。父母不再敢指望能享有「養子可以防老、承歡膝下、老當益壯、五代同鄰、子孫賢孝能」等傳統社會裡固有的美好典範，造成病的病、老的老、貧的志短、富的不仁，「忠孝仁愛禮義廉恥理智信」等美德皆不再使人信行、仰望、落實，於是也間接導致了世風敗壞與人心的頹廢。這些都是不重視「人資產」培養的後果。

　　既然「人」要當績優股經營，正確完善的養成過程是必須與迫切的。而養成過程首重健康的改善，所以當原水文化出版社表示要出一本時食養生法的食譜書時，個人覺得，這對想要吃出養生功效的人而言真是一項福音啊！

　　在本書的編寫過程中，由於希望能整理出更完善的內容，於是一再調整並增加內容，從原先的三萬字一路增修改寫到將近一倍的篇幅。所有的心願就是希望用最簡易明白、易操作且最有效、廉價、盛產的食材造福讀者的健康。

　　愛的動力使這本養生「祕笈」帶動我對讀者的熱情，我知道這本養生「祕笈」是能夠累積快樂與成功的最佳讀本！

陳堅真

【本書使用祕訣】

　　為了讓您能夠更方便就獲得健康，當您讀本書時，建議您依照以下四個祕訣來執行時食養生法。

執行時食養生法的祕訣

祕訣一　了解自己的體質

　　請翻到PART1第33頁的「**體質評量表**」，根據評量表中的選項來勾選，找出您的體質來。

　　時食養生法的重點在於「在對的時間，吃對的食物」。而要吃對食物，就必須先了解自己的體質，然後才能針對體質來飲食。

　　所謂「對的時間」，指的是身體系統的運作週期及大自然的週期，所以什麼時候該吃及該做什麼，大家都一樣。至於「對的食物」，則是指當令盛產且適合個人體質的天然食物。然而，每個人的體質都不盡相同，每個人的「對的食物」也都不一樣。所以在開始執行時食養生法之前，要先了解自己的體質。

祕訣二　找出自己的真命食物

　　找出自己的體質後，請翻到PART2第46頁的「**時食養生最佳食材**」，挑選出適合自己體質的四季食物。

　　建議在執行時食養生法一段時間之後，應重新檢視自己體質的轉變，再依據體質的變化來調整食材的內容。

祕訣三　選擇合適的菜單烹調

　　接著請翻到PART3找出適合自己體質的食譜烹調菜餚。

偏寒性體質者，請參考應用食譜一偏寒性體質的四季應用食譜。
濕熱性體質者，請參考應用食譜二濕熱性體質的四季應用食譜。
燥熱性體質者，請參考應用食譜三燥熱性體質的四季應用食譜。
偏濕性體質者，請參考應用食譜四偏濕性體質的四季應用食譜。
偏燥性體質者，請參考應用食譜五偏燥性體質的四季應用食譜。
適合女性經期、更年期保健者，請參考應用食譜六的回春食譜。
外食一族，請參考應用食譜七的飲食祕訣。

祕訣四　汆燙的熟度，養生的關鍵

　　將食材放入滾水中，隨即撈起，就是汆燙。至於汆燙後的食材究竟有幾分熟，則要視食材纖維的粗細與切的厚薄度而定。一般而言，纖維愈細、切得愈薄的食材，汆燙後的熟度就愈高。例如，葉菜類的食材，汆燙後就幾乎全熟了，而像蓮藕之類的食材，汆燙後卻仍然是生的。因此，若要達成食譜中的熟度，便要視食材汆燙後幾分熟來調整時間，例如：甜豆放入滾水後，隨即撈起的熟度為零至二分熟，而食譜要求為五分熟，便需要將撈起時間延長10至30秒。

　　各種食材汆燙後的熟度，請參見右表所示。為了方便測量熟度，以下食材都是以切成0.5公分厚度的薄片來估算的。

食　材	汆燙後幾分熟 (0代表全生，10表示全熟)
青江菜	10
菠菜	10
高麗菜	葉10 / 梗5
紫蘇	10
莧菜	10
地瓜葉	10
茼蒿	10
馬齒莧	10
大白菜	葉10 / 梗5
川七	8-10
新鮮金針花	8
萵苣	7-8
紅鳳菜	6-8
花椰菜 (花菜直徑1.5公分的小朵)	5-7
芥蘭	葉7 / 梗3
荸薺	4-6
茄子	4-6
芥菜心	5
苦瓜	3-5
冬瓜	3-5
絲瓜	3-5
龍鬚菜	3-5
蘆筍	2-4
胡瓜、蒲瓜、越瓜、梨瓜	2-3
青椒及彩椒	2-3
紅大番茄	2-3
白蘿蔔	1-3
紅蘿蔔	1-2
秋葵	0-3
蓮藕	0-2
大頭菜	0-2
茭白筍	0-2
甜豆	0-2
西洋芹	0-2
四季豆	0-2
南瓜、菱角、敏豆	0

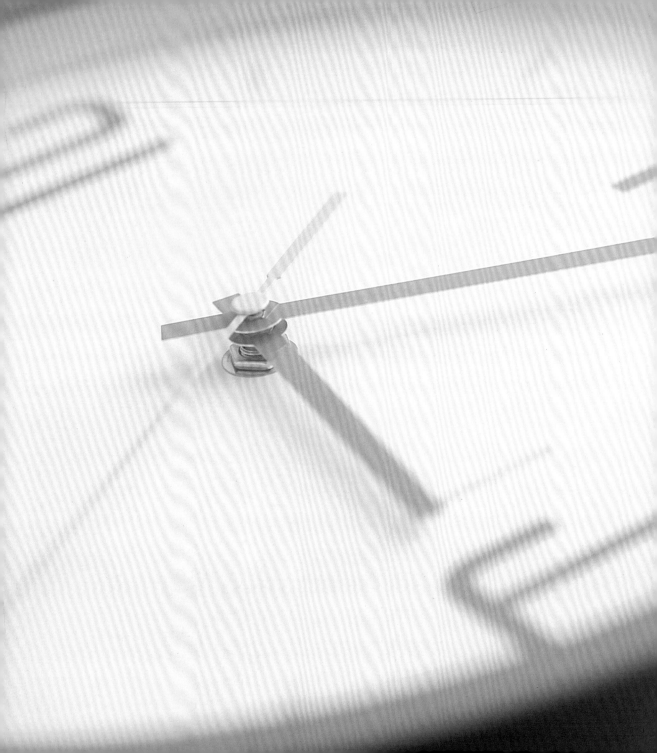

時食養生法的四大祕笈

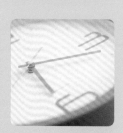

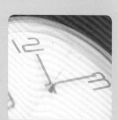

疾病，特別是慢性疾病，

其實是「人生出了差錯」的警訊，

提醒我們：「人生需要作修正了」。

而時食養生法，正是快速改善健康的方法。

掌握「作息」、「飲食」、「體質」、「思維」等

四大祕笈，就能重獲健康與幸福。

什麼是「時食養生法」？

　　只要懂得按照時令來飲食與作息，健康，其實既容易又廉價！而這種依大自然時令來飲食作息的養生方式，就是「時食養生法」。

　　當我們的健康出了問題時，就該回過頭去檢視並修正生活的方式，並依照大自然的法則來重新調整作息與飲食，如此才能讓身心回復到健康的狀態。而這正是時食養生法的真諦。

　　時食養生法主張以「養細胞」作為培養健康的基礎工程。既然人體是細胞所組成的，那麼，把細胞養健康就等於是替身體健康打好基礎，並且能夠使原有的疾病逐漸被排除。而要養出健康的細胞，就必須掌握「時」與「食」二項原則，也是「在對的時間做對的事」，以及「認對體質吃對食物」。

　　簡單的說，「時」的原則，正確的時間對身體作高收益的事，也就是要讓身體各個部位的細胞，都能在最佳的時辰裡得到最充分的休息、調養與吸收。至於「食」的原則，則是要讓細胞吃得好、吃得對，也就是以細胞所需的均衡營養素來餵養出健康的細胞，由醣類、纖維、蛋白質、維生素、礦物質、水分、脂肪以及氧氣逐層而上，替細胞搭建出一座紮實的營養金字塔。（詳見P.23「細胞營養素的金字塔」）

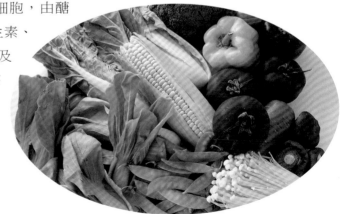

了解疾病幫助身體進行修復工程

疾病通常是結果，而非原因，尤其慢性病更是如此。病痛並不是一種人生的常態，而是人生在操作錯誤之下的一種異常結果，尤其慢性疾病通常是與不良的飲食作息有關。

由於現代社會的工作型態，許多人的生活習慣違反了健康的法則。舉凡晚睡晚起、熬夜甚至日夜顛倒、缺乏運動、排便不正常、三餐不定時、暴飲暴食、飲食精緻化、吃零食或宵夜、應酬飲酒、以速食或垃圾食物當主食、服用不必要的藥物、違反時令飲食等，都是造成健康慢性透支的殺手。於是肥胖、高血壓、高血脂、糖尿病、心臟病、腫瘤、痛風、肝腎疾病、胃腸疾病、慢性虛勞甚至憂鬱等慢性病，就漸漸找上身了。但是只要調整飲食及作息，同時不要阻止身體進行正常的代謝過程，那麼病痛就會逐漸遠離，幸福也將逐步靠近。

人體本身具有正常新陳代謝的自癒機制，身體會自動將體內的垃圾掃出去，愈健康的人，掃除垃圾的能力愈好。但如果隨意服用藥物，無異是阻止了這些新陳代謝的過程，就會使毒素、病毒堆積體內，不但影響健康，甚至造成疾病的加重。

當身體進行新陳代謝工作時，就像我們在打掃房子一樣，平常看不到那些隱藏在角落裡的灰塵和垃圾，一旦進行大掃除時，這才驚覺家裡怎麼這麼髒！但是打掃時所看到的髒亂現象，其實是家中正在變乾淨的必經過程，如果中止了清除垃圾灰塵的過程，那麼髒東西就會繼續留在家裡頭。當身體在排除毒素時，就好比是家中在進行大掃除，有時會出現舊疾復發的現象，但這些看似生病的情形，其實正是身體的代謝反應！如果阻止身體清除毒素的話，反而是把垃圾留在體內，造成身體的負擔以及更多的疾病。

就以感冒為例。感冒是由濾過性病毒所引起的,雖說目前沒有任何藥物可以消滅濾過性病毒,但是人體的免疫系統本身就有殲滅入侵病毒的能耐。在免疫系統和病毒作戰的過程中所產生的發熱現象,就是發燒,通常在發燒之外,同時也會伴隨著一些其他的不適現象,但這些現象其實是身體在代謝的反應。一般感冒的病程大約是3～5天左右,在這期間即使不使用任何藥物,人體的免疫系統也能將感冒處理好;反之,即使是吃藥打針也只能舒緩感冒的症狀而已,並不會縮短感冒的病程。而且隨意企圖以藥物來解決掉感冒的話,反而對身體的自癒機制造成干擾,甚至導致免疫系統作業的中斷,讓未被完全殲滅病毒殘留在體內,成為健康的隱憂。

因此,要讓體內更乾淨,就要了解身體的代謝反應,並且不要阻止身體進行新陳代謝的工作。

時的原則:順應自然週期來生活

大自然蘊含了許多週期性,日常作息若能依循大自然的週期,就能對健康產生正面的影響。

晝夜輪替以至四季分明,都是屬於大自然的週期。植物與動物的生長,也有其一定的週期。不同的季節裡,生長著不同的蔬果植物,而已發展成熟的當季食物,其所富含生機的能量正是對人體最有益的。當上天創造人類時,也已經為人們備妥了健康快樂生存所需的各項資源,如果能夠順應大自然的週期來飲食作息,就足以讓我們不虞匱乏,凡事都將事半功倍,身心靈也會因萬物的幫助而更加健康與平衡。

當季本來就應成熟的農作物,是不需施加額外的農藥或肥料就能長得成熟且豐美的,因此可大幅降低化學肥料及農藥對人體的傷害。由於相對投入的農藥及肥料較少,當季盛產的水果或其他食物不僅較符合健康概念,而且也較廉

價，同時也特別美味。反之，若是在非盛產季節的，經由人力加工的農作物不僅需要額外施加許多的農藥肥料，價格也較高，同時也比較不美味。

不只動植物依照自然週期來作息，人體的五臟六腑也是遵循著週期性來運行的。若生活作息能夠順應這個週期，身體機能就能得到適當的休息與修復，於是將可長保健康與青春，遠離疾病的威脅，甚至原有的疾病也能夠逐漸痊癒。

若能順應大自然的週期及律例來生活，就能使得原本依「生→老→病→死」行進的人生過程，回歸自然法則而轉變成「生→長→死」的過程，達到大家所追求的「壽終正寢，無疾而終」的境地。

食的原則：認對體質吃對食物

健康和飲食息息相關，我們餵了什麼東西到肚子裡去，身體就會發展出什麼結果來。如果懂得正確的飲食方式，就能養生祛病。反之，吃錯食物也會導致健康的惡化。

想要吃出健康，就得先認清自己的體質，然後在對的時間裡吃對食物。而在挑選食材時，除了要注意是否和自己的體質相配之外，更重要的是要按照四季時令來挑選。簡言之，挑當地當季盛產的準沒錯。

掌握四大祕笈　貫徹時食養生

在執行時食養生法時，若能掌握「作息」、「飲食」、「體質」、以及「思維」這四大祕訣，就能夠快速改善健康狀況，掃除病痛並提升幸福指數。

祕笈 **1**

作息：養生吉時值千金

每天都有機會休養生息

人體全身的經絡及臟器，各自有其運作的週期。

換句話說，五臟六腑都有自己的生理時鐘，大家每天都按照各自的時辰作息。只要能照著各個經絡的排班表，讓身體各器官輪流休息和運作，那麼，每天都有一次讓自己好好休養生息的機會！

舉例來說，每天晚上11點到凌晨3點鐘，是肝膽系統發揮的時間，如果這段時間沒有進入熟睡，會增加肝膽系統新陳代謝的困難，所以熬夜不眠使清血造血機制及代謝廢物過程遲滯，對肝膽的功能不利。相對的，如果每天都能在晚上11點前睡著的話，那麼也就等於每天都讓肝膽系統發揮最大的功效了。情緒也安穩，愉悅指數上升！

挑對時辰養身心

若是配合人體經絡的運行時辰來行事，讓各個器官及系統在該休息的時候休息，該活動的時候活動，就能使人體的各種機能都維持在最佳狀態中。

五臟六腑的生理時鐘—人體經絡循環圖

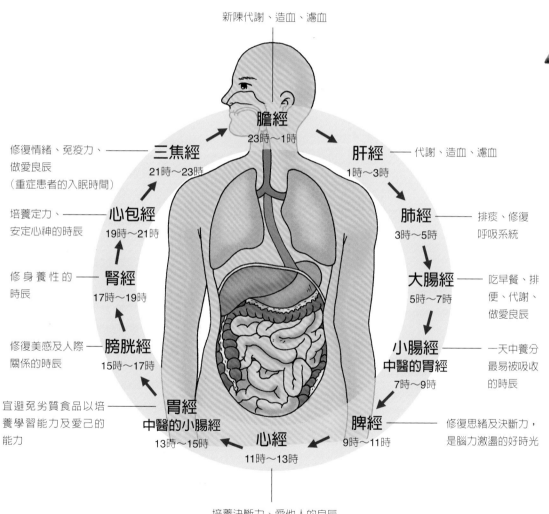

新陳代謝、造血、濾血

膽經
23時～1時

三焦經
21時～23時

修復情緒、免疫力、
做愛良辰
（重症患者的入眠時間）

肝經
1時～3時

代謝、造血、濾血

培養定力、
安定心神的時辰

心包經
19時～21時

肺經
3時～5時

排痰、修復
呼吸系統

修身養性的
時辰

腎經
17時～19時

大腸經
5時～7時

吃早餐、排
便、代謝、
做愛良辰

修復美感及人際
關係的時辰

膀胱經
15時～17時

小腸經
中醫的胃經
7時～9時

一天中養分
最易被吸收
的時辰

宜避免劣質食品以培
養學習能力及愛己的
能力

胃經
中醫的小腸經
13時～15時

心經
11時～13時

脾經
9時～11時

修復思緒及決斷力，
是腦力激盪的好時光

培養決斷力、愛他人的良辰

祕笈**2**

飲食：天然食材就是最佳良藥

最好的良藥，就在菜市場中！

藥食同源，當地當季所盛產的食材就是最佳良藥。

當季食材就是大補帖

　　許多人對食補的概念，還停留在以中藥材燉補雞鴨魚肉的程度，其實，菜市場裡頭的當季新鮮食材，本身就是良藥！只要能夠針對體質來挑選適合的食物，就能吃出一身健康來，而且效果並不亞於昂貴稀有的中藥材。

　　大多數的中藥材都是由植物所提煉而成，一株藥用植物往往需要多年的時間才能長成，甚至有些藥用植物一經採擷就整株殞命，比較稀有和珍貴，因此在使用上也就較難普及。例如：前幾年SARS流行期間，全中國境內防煞的中藥材幾乎用盡，連備用的藥材都消耗殆盡，而等待藥用植物的長成與提煉還需要好多年的時間。眼看疫情愈來愈猛烈，而可用的藥材卻愈來愈少，於是一度造成全面性的恐慌……

　　相對地，食材的產量豐富，而且既廉價又容易取得，即使不及時採食，也會自然凋零成為大地的養分，很符合大自然的生滅法則。因此，「當令食材就是良藥！而且健康應該是很廉價的，因為上天早已依四季節氣為我們預備了一切！」

　　健康是自己的，幸福也是自己的，而自己最了解自己的情況和需求。只要學會辨識自己的體質並挑選適合自己的食材，就能吃出健康來。若能善用大自然的能量來為自己的健康加分，自己就是自己的最佳醫生。

為細胞建一座營養金字塔

　　人體是由細胞所組成，要有健康的身體，就得從「餵養細胞」著手。

　　我們的細胞需要醣類、蛋白質、脂肪、維生素、礦物質、纖維等六大營養素，必需要均衡攝取各大營養素以及水分和氧，才能為細胞搭建出一座紮實的金字塔。

　　人體所需的各大營養素，是以如同金字塔般層層相疊的方式，一層一層地為細胞搭建出健康的結構。此外，細胞對各種養分的需求不僅有其一定的比例，而且缺一不可，唯有當我們用優質且均衡的各類養分來餵養細胞時，才能養出健康的細胞來。

　　營養有專攻，攝食有先後。因此，要維持身體的健康，就必須按照細胞所需養分的順序以及精準的比例，由底層而上，逐層地攝取優質的各大營養素，才能達成養生袪病的目標。各大營養素的內容與作用如右圖所示。

細胞營養素的金字塔圖

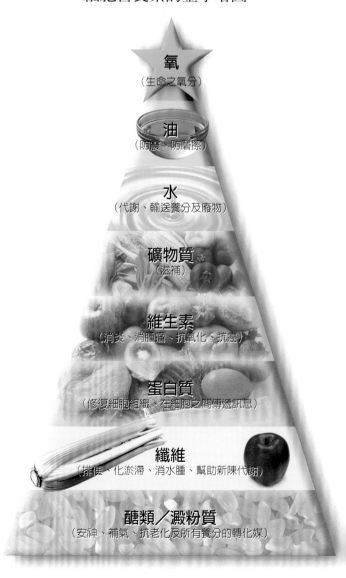

氧
（生命之氧分）

油
（防震、防磨擦）

水
（代謝、輸送養分及廢物）

礦物質
（滋補）

維生素
（消炎、消腫瘤、抗氧化、抗癌）

蛋白質
（修復細胞組織、在細胞之間傳遞訊息）

纖維
（排便、化淤滯、消水腫、幫助新陳代謝）

醣類／澱粉質
（安神、補氣、抗老化及所有養分的轉化媒）

營養金字塔分層導覽

第一層：醣類

細胞營養金字塔中最基層的是醣類，也就是澱粉質。

澱粉質是堆砌細胞金字塔最重要的基礎工程，也是建構健康最基本的食物，具有安神和補氣的作用，更是抗老食物的第一名。澱粉質的每日攝取量，應占我們每天熱量來源的60～70%，補充足量的優質澱粉質所產生的抗衰老功效，比吞食抗氧化劑還來得強，所以吃「飯」一定要吃飽哦。

優質澱粉食物的挑選沒有特殊技巧，只要是當地當季盛產的成熟澱粉作物即可。

優質澱粉質的例子：地瓜餐的正確吃法

在台灣，全年盛產的澱粉質來源有地瓜和稻米二大類。而根據自然律例的食療原則，以當地當季盛產的食材來補充養分才是最健康的上上之選，因此，運用地瓜和稻米為基礎，以二口地瓜配一口白飯的比例，加上二種蔬菜和一種水果的搭配原則，創造出了大名鼎鼎的地瓜餐。

這套地瓜餐其實並非放諸四海皆準的鐵律，只適用於全年盛產地瓜和稻米的地區而已。若是到了盛產其他作物的地方，就要因地制宜，改以當地盛產的澱粉作物來替換地瓜和稻米了。例如：在高緯度的歐洲就要以馬鈴薯為主食，在青康藏高原就要吃青稞，在俄羅斯就要吃燕麥等。

雖然地瓜在自然律例時食養生法中，扮演了提供優質澱粉質的要角，但有一點必須要特別強調的，就是地瓜餐只適合在早餐吃，午晚餐宜以米飯為主（糖分較低）。而且，健康必須靠均衡的營養，不能光靠吃地瓜。因為健康的身心不只是靠吃出來的，還得配合運動及正確的價值觀，並遵循大自然的法則來生活，才能夠從源頭來斷除產生疾病的惡根，進而逆轉人生。

第二層：纖維素

纖維是位於第二層的營養素，具有化淤、消腫和幫助排便的作用，能夠協助細胞代謝廢物，是有助於身體進行新陳代謝的食物。對於身處污染環境中且飲食精緻化的現代人而言相當重要。

成年人每天所需的可溶性纖維約25～32公克，但是要從食物中攝取20公克的可溶性膳食纖維質並不容易，相當於6大顆萵苣、36顆蘋果、加上6大把西洋芹的纖維質含量的總和。因此除了從天然蔬果中攝取之外，不足的部分，建議可用輔助性的保健食品來加以補充。

第三層：蛋白質

蛋白質是構成細胞及身體組織的原料，也是人體荷爾蒙的主要成分。蛋白質在人體內的主要任務是修復細胞，以及擔任細胞與細胞之間的溝通工作，是生長發育及維持生命不可缺乏的重量級營養素。

衛生單位建議正常成年人每日的蛋白質建議攝取量為50～60公克，不過人體對蛋白質的需求會隨著氣溫的升高而降低。當氣溫低於10度時，每日應攝取全數建議量的蛋白質（動物性蛋白質及植物性蛋白質）；但當氣溫介於10～25度時，建議2／3的攝取量（動物性蛋白質及植物性蛋白質）；而當氣溫高於25度時，則只需要攝取1／2的建議量即可（植物性蛋白質）。

其實，蛋白質是由氨基酸所構成的巨大分子之總稱，而氨基酸共有二十幾種之多。有些氨基酸可以在人體自行合成，稱為非必需氨基酸；而那些人體無法自行合成而必需由食物取得，就叫作必需氨基酸。

此外，由於蛋白質的分子結構較大，因此必須轉換成可被人體吸收的氨基酸，才能成為細胞的養分。所以在選擇蛋白質的來源時，應挑選優質的蛋白質作為食物。尤其是像腎臟病友、心臟病友及腦部等臟器受損的人，更需要補充蛋白質來修復細胞的缺損。

但特別要提醒的是，腎功能不佳的人應視病情的輕重來適度降低蛋白質的攝取量，以免造成腎臟過度的負荷。

第四層：維生素

維生素是天然的消炎藥，同時也是消除腫瘤的利器。在中醫理論裡，作用是清瀉。因此，若是身上長腫瘤或是身體處於發炎狀態的話，就應該提高每日

如何辨別蛋白質的優劣

食物中所含的蛋白質是否優質，可從二個角度來看：

1.必需氨基酸的比例與含量。

2.人體的蛋白質吸收率。

一般來說，植物性蛋白質通常缺少了一、二樣必需氨基酸，因此較不如動物性的蛋白質。

此外，烹飪方式也會影響蛋白質在人體內的吸收。凡是經過長時間加工烹調的蛋白質，都較不利於人體吸收。因此，蛋花湯中的蛋白質就優於豆腐湯中的蛋白質。

在動物性蛋白質當中，以涮肉方式處理為佳；而植物性蛋白質以低溫分解的處理方式最為優質。

另外，蛋白質的攝取與氣溫有關。當氣溫在10度以下時，可以吃羊肉；氣溫在20度以下時，可以吃牛肉；氣溫在25度以下時，可以吃豬肉。而當氣溫高於25度時，則建議由植物中攝取蛋白質。

的維生素攝取量，以幫助消炎或消腫瘤。

　　維生素大量存在於生鮮的蔬果之中，但隨著溫度的升高會加速維生素的流失，所以吃生菜比吃熟菜更能攝取到維生素。然而，由於生菜屬性較寒，因此不是每個人都適合吃生菜，體質偏寒的人就不宜直接生吃蔬菜，而可改以汆燙過的蔬菜來替代。

　　雖然市售的維他命產品很多，但合乎當地當季盛產原則的較少。所以還是從當地當季的蔬果中攝取的維生素最為優質，而且以根莖花果類為上品。

食物中的維生素密碼

維生素	主要來源	主要功能
維生素 A	胡蘿蔔、青椒、綠花椰菜、芒果、蛋黃及肝	保護視力、表皮及黏膜組織
維生素 B₁	酵母、胚芽、蛋黃、豆類、牛奶、家禽	幫助醣類代謝、強化心臟及神經、產生活力
維生素 B₂	瘦肉、蛋黃、酵母、綠葉蔬菜、牛奶	幫助脂肪、蛋白質及醣類的代謝、促進成長、維持粘膜的健康
維生素B₆	瘦肉、果仁、香蕉、牛奶、酵母、糙米	幫助蛋白質的分解與合成、抑制皮脂分泌、維持免疫機能
維生素B₁₂	牛奶、魚、內臟類	防止貧血、保護神經
葉酸	肉類、酵母	製造紅血球及白血球、強化免疫能力
維生素B₃菸酸	綠葉蔬菜、蛋、內臟類	保護皮膚、促進循環、協助神經系統運作
維生素B₅泛酸	胚芽、蛋、瘦肉、肝等	幫助醣類脂肪及蛋白質轉化、製造抗體
維生素C	芭樂、櫻桃、番茄、綠色蔬菜及水果等	抗氧化、增強免疫力、防癌、合成膠原蛋白、預防壞血病、增強生育能力、預防心臟病
維生素D	蛋、奶、魚肝油、陽光	幫助牙齒及骨骼發育、陽光幫助鈣質吸收
維生素E	植物油、小麥胚芽、深綠色蔬菜、蛋、奶、果仁等	抗氧化、恢復免疫功能、防止腦細胞老化、預防心血管疾病、防癌、保護肌膚、消炎
維生素K	花椰菜、蛋黃、肝、胚芽等	幫助凝血、促進骨骼的生長

第五層：礦物質

　　細胞金字塔的第五層是礦物質。在中醫理論裡頭，礦物質的作用是滋補。礦物質剛好和維生素相反，要在高溫環境下較易被釋放。因此中藥要經過高溫熬煮之後，才能釋放出其中的礦物質並產生效用。

　　礦物質在人體中含量非常少，但卻是構成牙齒與骨骼的主要成分，能夠幫助肌肉和神經的運作，同時具有調節體內液體滲透壓的恆定、維持體內酸鹼值平衡、調節心跳及神經傳導作用等生理機能。一些礦物質尚有防癌、增強免疫系統的功能。

　　在蔬果中不僅含有維生素，同時也含有礦物質，可視對營養素的需求來決定料理的方式。如果要攝取維生素，就吃生鮮蔬果；如果要攝取礦物質，就採燉煮的方式來烹調。此外在礦泉水中也含有礦物質，只需適當補充含有礦物質的水分，就能攝取身體所需的礦物質含量了。

食物中的礦物質密碼

礦物質	主要來源	主要功能
鈣	奶、海鮮、髮菜、芝麻	形成骨骼及牙齒、預防抽筋、穩定心跳、幫助凝血、幫助鐵的代謝
鎂	咖啡、奶、綠豆、紅豆、髮菜	放鬆神經、活化體內酵素的運作、幫助鈣的吸收、預防結石
鐵	瘦肉、芝麻、豆類、乾果、肝	預防貧血、造血、抗癌、幫助製造骨質膠原蛋白
鋅	牡蠣、穀類、種子、肝、乾果	幫助前列腺的生長及機能、加速傷口癒合、修復黏膜組織、增強免疫力
硒	瘦肉、柿子、海鮮、南瓜、蔥、蒜頭	防癌、抗氧化、保護指甲、幫助提升性致功能
鉻	酵母、瘦肉、胚芽、豆類、奶	幫助葡萄糖的代謝、穩定血糖
電解質（鉀、鈉）	食鹽、調味料、水果、蔬菜、豆類	維持體液酸鹼值的平衡、維持滲透壓的穩定、幫助肌肉的收縮

第六層：水

人體最多的物質就是水。而最好的水分來源，就是大自然的天然礦泉水，因其經過大地長時間的高溫過濾與萃取，其中蘊含了最完美的礦物質含量。而凡是改變了本質的水，都不是優質的水。例如：電解水、RO純水等。

而每人每天的所需要的水分，約為體重乘上30。例如一個體重60公斤的人，每天的正常攝水量為60×30＝1800cc。但需注意的是，水分的攝取也以少量多次為佳，不可一次喝掉一大堆水，以免造成腎臟的負擔。代謝正常時增加的量為1800cc的1／3，即1800 cc＋600 cc＝2400 cc，依次增加（最高攝水量為3000～7000cc）。

第七層：油脂

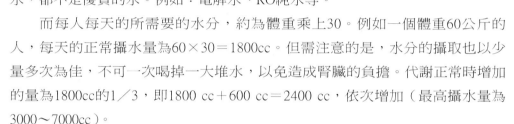

一個成年人每天約需要從食物中攝取約40cc的油脂，同時油的攝取也和肉類一樣，應參照氣溫而定。當氣溫在20度以下時，可以吃牛油；氣溫在25度以下時，可以吃豬油。而當氣溫高於25度時，則建議食用植物油。

此外，由於植物油不耐高溫，在熱炒或煎炸之下反而容易產生對人體有害的物質。因此熱油炒菜或油炸時不妨採用動物性油脂，拌菜時則使用植物油。

頂端：氧

氧是細胞金字塔頂的那顆星星，也是養氣時的畫龍點睛之作，可以各種慢式運動方式來蓄養精氣神。

但是，在把塔頂的星星掛上去之前，必須先架構好下層的各種營養素，才能達到養氣通經的功效。若房子的地基不穩，放樑的功效盡失。

祕笈 **3**

體質：認對體質吃對菜

飲食像婚姻。吃對菜，就像嫁對人，能夠永保安康；但吃錯菜，就像遇人不淑一樣，日子保證不會好過。

找到合適自己體質的食物，就能幸福快樂；要是老是愛上不合自己體質的食物，就難免病痛纏身了。因此，認對自己的體質並且吃對食物，是時食養生法中的飲食重點。

解讀你的體質密碼

我們常聽到人家說，自己的體質偏寒或偏燥，而許多坊間的藥膳餐廳或書籍裡也常提到關於體質與飲食的宜忌。雖然大家都知道體質、飲食與健康三者息息相關，但是，你知道自己是哪一類的體質？那類型體質所代表的意義？以及自己適合吃什麼食物嗎？

雖然當地當季盛產的食材就是天然良藥，但是畢竟各人體質不同，因此對營養素的需求也會有一些差異。於是，在開始選購食材之前，要先了解身體需要的營養有哪些、自己體質屬性、以及體質與食材間的搭配宜忌。

以傳統中醫的觀點來看人的體質，一般較常用陰陽分類法，而其中最基本的分法，是將體質分為陰陽平和質（平）、偏陰質（陰）、偏陽質（陽）三種基本類型。

而現代中醫多從臨床的角度，把人體分為正常體質和不良體質兩大類。如果沒有明顯的陰陽氣血偏盛偏衰傾向者，就歸屬於正常體質；若有明顯陰陽氣血偏盛偏衰傾向的，則歸屬於不良體質。

而時食養生法，則是針對不同體質來食用合適的食物，藉以調整體質，並

達成身體的平衡以恢復健康。

　　特別要提醒的是，體質是會隨飲食作息及風、寒、暑、濕、燥火的入侵等條件而漸漸改變的，一旦體質改變，飲食也要跟著調整才行。所以，千萬要去注意自己體質的改變。

　　例如血壓高的人本來在吃降三高飲食，但是過一陣子血壓下降了，就要隨之調整飲食內容。不要血壓降到正常值了，還在吃降三高的飲食，以免造成傷害哦！或者有風寒入侵身體時，畏風畏寒就不可食用過於寒冷的食材，宜食用溫性食材為佳。

各類體質介紹

正常體質

　　這是均衡的體質類型，陰陽平衡且協調，沒有明顯的體質陰陽盛衰偏向。正常體質的人不僅先天良好，後天也調養得當，氣血平盛流暢，抵抗力強，身體各項功能平衡且協調。

不良體質

・偏陽質

偏熱、燥、好動、具有容易亢奮等特性。一般而言，三高患者通常屬於此類體質。

・偏陰質

偏寒、濕、好靜、具有容易壓抑等傾向。嚴重的憂鬱症患者通常屬於此類體質。

常見的不良體質類型

・偏寒性體質

這種體質的人比較怕冷、手腳冰冷、容易腹瀉、容易疲倦、覺得無力、精神萎

靡、尿量多但顏色較淡、不易感覺口渴、喜愛熱食、女性生理期通常延遲。

- **偏熱性體質**

容易上火發炎、容易便祕、口乾舌燥、情緒容易亢奮或緊張、容易感到口渴、長青春痘、嘴破、尿量少但顏色偏黃、喜歡冷食、女性生理期通常會提早。

- **偏燥性體質**

身體缺水、容易便祕、容易感到口渴、乾咳無痰、身體燥熱、女性月經量少。

- **偏濕性體質**

身體裡頭的濕氣較重，水分也比較多。容易出現浮腫、腹瀉、下痢、多痰、嘔氣等徵狀。

- **虛性體質（陰虛、陽虛）**

所謂虛，就是表示不足。有陰虛、陽虛之分，陰虛易口渴、心煩、暴怒，此時宜補；陽虛怕冷，言語及行動較無力，易憂愁惊恐，宜補。

- **實性體質（陰盛、陽實）**

有陰盛、陽實之分，陰盛易手腳冰冷、腹冷、肝寒，筋膜冷痛，此時宜瀉；陽實怕熱、火氣大、暴怒、肝熱、筋膜熱痛，宜瀉。

比星座血型更重要的事情 —— 找出自己的體質

要了解自己是哪種體質，請在下表的生理徵狀方格中勾勾看，找出你的體質類型，然後，再依據你的體質類型，挑選適合的食材，這才能夠真正吃出健康來哦！

除了正常體質之外，一般人通常是混合性的體質，多多少少混雜著不同的體質類型。比方說，同時具有虛和寒的體質、或是同時具有上燥和下寒的體質等。因此，讀者可先從下列體質評量表勾選出自己的生理徵狀現象，然後再對照參考食譜的類型即可。這些徵狀可能會分布在不同的體質類型裡頭，此時只要針對出現最多勾勾的那種類型來看就行了，但如果同時有二個類型都出現超過半數特徵符合的情形時，則表示同時適合那二種體質的食譜。

體質評量表

我的體質是哪一型？

體質類型	生理徵狀	參考食譜
正常體質	☐ 體型勻稱、體格健壯、活力充沛 ☐ 髮量多且有光澤 ☐ 面色光澤紅潤 ☐ 食慾正常 ☐ 睡眠良好 ☐ 不會怕冷或怕熱 ☐ 舌色正常、舌苔淡薄	隨意一種食譜均可
偏寒性體質	☐ 畏寒怕冷、手腳冰冷 ☐ 容易腹瀉 ☐ 易疲倦、無力、精神差 ☐ 尿量多但顏色較淡 ☐ 不易感覺口渴 ☐ 喜愛熱食 ☐ 女性生理期常延遲	應用食譜一
偏熱性體質	☐ 容易上火或發炎 ☐ 容易長痘子、便祕、腹瀉 ☐ 口乾舌燥、嘴破、口渴 ☐ 情緒容易亢奮或緊張 ☐ 尿量少但顏色偏黃 ☐ 喜歡冷食 ☐ 女性生理期常會提早	應用食譜二
偏燥性體質	☐ 身體容易缺水、容易感到口渴、偏乾瘦 ☐ 容易便祕 ☐ 乾咳無痰 ☐ 身體燥熱 ☐ 月經量少	應用食譜三、應用食譜五
偏濕性體質	☐ 身體容易浮腫 ☐ 容易腹瀉或下痢 ☐ 筋骨痛 ☐ 多痰 ☐ 嘔氣	應用食譜四
虛性體質 （陽虛）	☐ 缺乏活力 ☐ 容易腹瀉或下痢 ☐ 怕冷	應用食譜一
陰虛	☐ 腸弱無力排洩、易便祕 ☐ 口臭 ☐ 煩燥	應用食譜三、應用食譜五
實性體質 （陽實）	☐ 排汗困難 ☐ 怕熱 ☐ 火氣大、容易口苦嘴破 ☐ 易怒	應用食譜三、應用食譜五
陰盛	☐ 怕冷 ☐ 面無血色 ☐ 寒凝血淤、喜吃熱食 ☐ 憂鬱	應用食譜一

找出你的真命食物

不同的體質，需要不同屬性的食物來補強。

比方說，體質燥熱的人，可以使用涼性的食物來幫助自己降火氣；而體質寒的冷底子一族，就可藉由溫性食物來幫自己加溫保暖。但是寒性體質的人若嗜吃涼性食物的話，那就好比是鐵達尼去撞冰山，冷到不行了。

所謂藥食同源，只要吃對了食物，那就是補藥；但如果吃錯了食物，就成了毒害自己健康的毒藥了。因此，在動手找吃的之前，一定要先了解食物和自己的適配指數才行。

不同體質就吃不同食物

一般而言，較無傷害性的食物分為五大類：平性食物、熱性食物、溫性食物、涼性食物、寒性食物。此外，另有四種需要謹慎使用的食物，包括：潤性食物、燥性食物、補性食物以及瀉性食物。每種食物都有其不同的特性與作用，也各自有其適合的體質類型。以下就各種食材屬性大略介紹，詳細說明請參見Part2中的「平熱溫寒涼五大屬性」。

常見的食材屬性：平熱溫寒涼

平性食物：適合所有體質的人，是最博愛的安全食物，如玉米、花椰菜、芭樂等。

熱性食物：適合寒性體質，但不適合熱性體質。例如：辣椒等。

溫性食物：性質和熱性食物類似，但溫性食物比熱性食物要來得溫和些。例如：稻米、紅蘿蔔、鴨肉等。

寒性食物：適合熱性體質，但不適合寒性體質。例如：秋葵、馬齒莧、白柚等。

涼性食物：性質和寒性食物類似，但要比寒性食物來得溫和些，如大白菜、黑糖等。

誰是我的真命食物？

體質類型	相宜的食物	相忌的食物
正常體質	只要是當令食材，百無禁忌！	同左
偏寒性體質	平性、溫性食物	寒性、涼性食物
偏熱性體質	平性、涼性食物	熱性、溫性食物
偏燥性體質	平性、潤性食物	熱性、燥性食物
偏濕性體質	平性、燥性食物	潤性食物
偏虛性體質	平性、補性食物	瀉性食物
偏實性體質	平性、瀉性食物	補性食物

須慎用的食材屬性：潤燥補瀉

潤性食物：**適合燥性體質，但不適合濕性體質。**

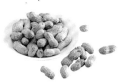

這類食物如香蕉、木瓜、蜂蜜等，具有鎖住體內水分及滑腸的作用，適合缺水的燥性體質。但對濕性體質者而言，反而易使身體的腫脹更難消除。

燥性食物：**適合濕性體質，但不適合燥熱性體質。**

燥性食物如蒜苗、花生、肉桂等，吸水排汗，能夠幫助身體祛濕，固可改善浮腫現象，適合容易水腫的濕性體質食用。相反的，如果本身已屬燥性體質者吃了燥性食物，反而容易使身體更缺水，造成便祕加重或咳嗽加劇等問題。

補性食物：**適合虛性體質，但不適合實性體質。**

這類食物如地瓜、米飯，能夠增強體力和元氣，也就是俗話說的補中益氣，適合虛性體質者用以進補。但如果實性體質者吃了，實上加實、病徵加重，甚至閉門留毒在體內堆積無法排出，引發血壓升高及發炎等病症。例如，胃火高亢、胃酸過多或高血壓，吃烤地瓜（滋補）使胃酸更多。

瀉性食物：**適合實性體質，及體力好者。**

瀉性食物如生蔬菜，具有清瀉作用，能協助身體將毒素排出體外，所以適合身體新陳代謝能力較好的實性體質。虛性體質者若食用過量，反而會造成狂瀉或下痢，使身體更加虛弱。

祕笈 4
思維：正向思維加持養生功效

　　要增進身心靈的健康，除了要吃得對、作息得當、了解疾病的成因與其因應方法以外，還必須抱持正確的態度來與宇宙萬物相處。

以正確的態度來面對世界

　　人也是大自然的一分子，因此要以感恩的心來珍惜一切資源，以無私無懼的心來分享自己所擁有的資源，並且以謙遜的心來感謝滋養我們生存的一切事物。如此就能體會人生的幸福與美好，感受到自己的富足與快樂，達到和諧與喜樂的境地。

　　自然律例主張以不卑不亢也不壓抑的態度來面對世界，而愛，是一切的活化劑。當我們以愛為出發點來面對週遭的人事物時，就能產生和諧的互動關係。因為愛是不加害人的，所以，愛就完全了自然律例；而和諧，正是使世界趨向平衡的最大力量！

健康是自己的責任

　　思維決定行為，要有正確的行為首先要改變錯誤的思維。要獲得健康，首先要認知一件事：「人要為自己負責。所以，改善健康，是自己的責任」。

　　想要減少病痛，找醫生看病拿藥只是治標而已。如果無法解決掉造成病痛的原因的話，看病吃藥只是靠外力來解除症狀，而非靠自己解除了病因。根本的做法還是要藉由調整作息和飲食習慣，來徹底強化體質，以提升健康品質。

　　健康是自己的，要健康就得靠自己從「吃對食物」和「搞對時辰」二件事情做起，並且，要提供自己更強的動力去改善自己的人生。

　　人往往容易把自己的不幸或不健康歸因於別人的錯誤。比方說，歸罪於童年的先天不良或欠缺照顧、歸罪於家人的不良影響、或是歸罪於配偶的加害等。我相信那些都是造成不健康的重大因素，可是，人生還是有機會改善的，至少健康是如此（請參見PART4時食養生法的心得分享）。既然健康是自己的，自己當然得替自己負責的。

　　我的健康也曾一敗塗地，人生也因此搞得很悲慘，我也曾經十分自憐，而且並不覺得自己的不幸是自己要負責改善的，於是，苦難的日子持續了好一陣子，甚至連婚姻都差點毀了。後來當我終於走到了絕境，必須在了結生命和面對人生之間作出抉擇時，我總算明白到，自己對自己的同情和自憐，才是阻礙我脫離苦難的最大元兇。所以我決定不再縱容自己沈淪下去，從改變思維及行為做起，開始挽救我的人生。

　　從那時起，我改變了作息習慣和飲食內容，並且堅持下去，因為，我想改善我的健康以及人生。而這果真奏效了！我很慶幸自己的人生得以在最後關頭來個大翻轉，也希望每個想改善自己健康的人，也能嚐到這個好轉的美果。

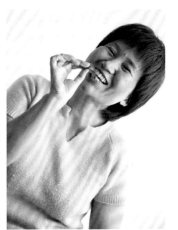

　　你可以選擇繼續自憐下去並且讓病痛的人生持續下去，也可以選擇停止自憐，開始面對自己的人生。如果沒有想要改變自己的意願，再好的仙丹妙藥也達不到效果的。請給自己一點鼓勵，告訴自己可以為自己的健康負責！

　　接著，就開始執行時食養生法吧！自己張嘴吃，自己動手做，幫助自己逐步恢復健康吧！

【時食養生備忘錄】
時食養生法　知易也行易

　　時食養生法，是一套藉由「掌握飲食原則及作息時辰」來改善健康的簡易方法。這套方法要教大家的，是藉由簡易又廉價的方法，運用菜市場中的當季食材來烹調出適合自己體質的養生佳餚，成為自己和家人的良醫。如果能同時再搭配生理週期來作息，就能達到相乘的養生功效。

時食養生法的基本心法

- 要掌握正確的作息時辰
- 要吃當地當季盛產的食物
- 要按照自己的體質來選擇合適的食物
- 要有正確的健康觀念

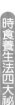

時食養生的飲食原則

原則 1　蔬果生食或熟食按體質、酸鹼、季節盛產區分。

　　偏寒濕體質宜熟食，偏燥熱體質宜生食；天氣高溫時，身體宜偏鹼性，低溫時，身體宜偏酸性（視個人體質調整生食或熟食，以達最適酸鹼性）。

原則 2　氣溫超過25度時，不吃肉。

　　特別叮嚀：氣溫25℃以上時，可吃生魚片。氣溫低於25℃以下時，可吃豬肉、家禽、當令河鮮及海鮮食物。20℃以下可吃牛肉，10℃以下可吃羊肉。

原則 3　吃肉要專情

　　吃肉像戀愛，一餐只要一種肉類或海鮮就足夠了。飲食最禁忌的是一餐當

中同時吃進多種肉類，或是魚肉蛋奶同時混吃。一餐最好只吃一種肉類，不宜混吃。若要混吃肉類時，應把握動物的同蹄性及海鮮的同質性原則，亦即：魚對魚、蝦蟹對蝦蟹、同蹄對同蹄、硬殼類對硬殼類、軟殼類對軟殼類等。

原則 4　放縱口慾只限中餐

　　每天的早餐及晚餐請勿放縱飲食，但中餐稍稍鬆口氣無妨。中午12點到18點之間，可以吃任意想吃的食物，唯注意肉類（植物性蛋白亦同）最好只吃一種就好。

原則 5　注意進食的順序

　　對消化及吸收最有利的進食順序依序，偏熱性體質為「湯→水果→青菜→米飯→肉」；偏寒性體質為「湯→米飯→青菜→肉」。

原則 6　飲食的禁忌

- 切忌混吃肉類、豆類
- 忌喝冷酒：冷酒傷身，故喝酒時應先加溫熱過。
- 避免湯湯水水
- 不要狼吞虎嚥
- 別吃太燙的食物
- 勿食隔夜菜
- 慎用粗纖維食物：例如糙米及雜糧飯就不適合腸胃弱的人。
- 避開劣質的食物：例如劣質蛋白質、尚未成熟的食物、高脂食物、高糖分食物、過度加工及人工食物、過於精緻的食物。
- 地瓜過午不食：過了中午12點，就不宜再吃地瓜，尤其有糖尿病、痛風及其他因代謝不良造成之疾病患者，更是嚴禁過午食用地瓜。

時食養生的每日作息：早睡、早起、吃早餐、排便、早午操！

　　健康是自己的責任。請試著提早就寢，提早起床，並提早吃早餐。尤其重症患者更要把握6-9的養生原則：黎明即起，早上六點半前吃完早餐並且在七點前排完便，晚上九點進入夢鄉。

　　至於一般人的養生，只需在中午12時之前吃完地瓜餐即可。但要提醒大家，愈早吃完地瓜早餐，效果就愈好哦！

早睡

9-11點，睡出好心情。

　　晚上九點到十一點，是掌管神經系統、內分泌系統以及生殖系統的三焦經運行的時辰，也是放鬆身心的最佳時辰。凡是會造成心情煩躁的事情，都不要在這段時間裡從事，免得情緒無法得到休息與修護。

　　如果在這段時間裡頭熟睡的話，對於情緒的回復有絕佳的幫助。晚上九點之後，除了表達愛意的言語，其他說的都是廢話。

11-1點，睡出好肝膽。

　　晚上十一點到凌晨一點，是膽經運行的時辰；夜間一點到三點，是肝經運行的時辰。如果能夠在這段時間內熟睡的話，負責解毒的肝膽系統才能充分修養生息。

早起

日出而作，所以，最好太陽一露臉就起床。不然也請盡可能早點起床，尤其是重症患者最好要能夠趕在六點半前吃完早餐，七點前排完便，然後去運動。

吃早餐

吃早餐是養細胞的重頭戲！每天最重要的一餐，就是早餐，中餐及晚餐次之。如果能夠把握黃金時段進食，好好吃一頓標準的時食養生早餐，並挑選和自己適配的食材，自然就能達到最佳養生效益。

早餐的主食應該以澱粉為主。在台灣最優質的澱粉來源為地瓜和米飯，因此建議用體積2:1的地瓜和米飯為主，再配上二種當季蔬菜及一種當季水果，就是充滿元氣的地瓜早餐了！

此外，當氣溫低於25度時，則可以再增加一種動物性蛋白質，重症患者可再另外補充優質氨基酸作為輔助。

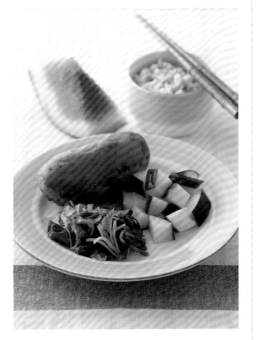

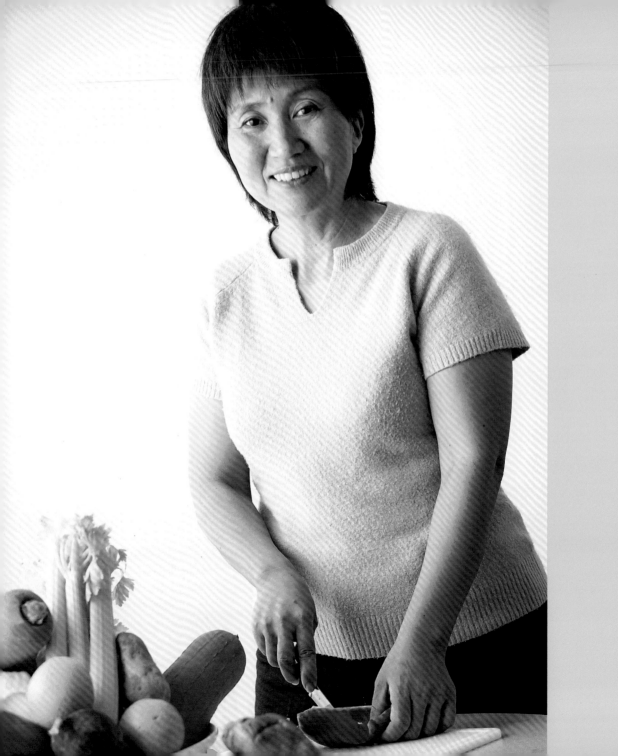

上菜市場 找良藥

上菜市場挑菜之前，先要認識當令的食材。

如果懂得善用當季當地飽含生機的食材，

並順應五臟六腑的作息時辰，

就能夠以廉價且速效的方法來改善體質並促進健康。

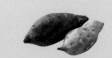

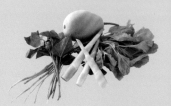

分辨食材的屬性

藥食同源,所以上菜市場挑菜之前,先要認識當令的食材。

如果懂得善用當季當地飽含生機的食材,並順應五臟六腑的作息時辰,就能夠以廉價且速效的方法來改善體質,達到增進健康的效果。因此,在搞清楚自己的體質並上菜市場去挑選食材之前,一定要知道誰是當令正紅的食物,以及各種食材的屬性,才能選到與自己適配的食物。

食物的酸鹼

本書所謂的食物酸鹼性,並不是指食物本身的PH值,而是以食物進到人體內的酸鹼值來分類。故可將食物分為會使身體變酸性的「偏酸性食物」,以及會使身體變鹼性的「偏鹼性食物」。

那麼,酸鹼值和人體健康的關係是什麼呢?

酸性的食物能夠幫助身體保暖,故適合在冬天食用。相對的,鹼性的食物雖然禦寒效果不如酸性食物,但卻能夠幫助身體清瀉燥熱並幫助新陳代謝,因此適合夏天食用。夏天若吃太多酸性食物很容易使體內環境過於燥熱,反而較容易滋生疾病,因此夏天保持弱鹼性的體質較有助於健康。冬天則應反向操作,不妨吃些能夠使身體溫暖的酸性食物,讓身體維持弱酸性,較有益健康。

以台灣為例。台灣位於亞熱帶,屬於濕熱的海島型氣候,夏天時,各式病菌受到高溫而較為活化,因此應盡量讓身體維持在弱鹼性的狀況,以預防受到病菌的侵犯而發生疾病。但冬天氣溫下降,則適合攝取一些酸性食物來幫助身體保暖。

一般而言,食物加工愈多次,就會愈偏酸性。此外,所有的加工製品都是偏酸性,肉類也都偏酸性,生的蔬菜偏鹼性,煮熟的蔬菜則偏酸性。而水果的果皮偏鹼性,但果肉卻是偏酸性的。

酸性與鹼性的食物

酸性食物	鹼性食物
所有的肉類	生魚片
煮熟的蔬菜	生鮮蔬菜及海菜
水果的果肉	蔬果的外皮
所有的加工製品 （例如：豆腐、素肉）	天然礦泉水

平熱溫寒涼五大屬性

平性食物

是最無傷害性的食物屬性，適合各種體質的人食用，也是最博愛的安全食物。如馬鈴薯、青棗、豬肉等。

熱性食物

熱性及溫性食物都容易使身體發熱，增加活力，可改善寒性體質者的身體機能，如辣椒。但如果熱性體質者吃了，反而容易引起身體的亢奮，造成發腫充血及便祕等毛病。

溫性食物

性質和熱性食物類似，比熱性食物要來得溫和些，如芥菜、雞肉。適合寒性體質的人食用，但對於熱性體質的人而言，則和熱性食物一樣，需要小心使用。

寒性食物

寒性及涼性食物都頗清涼消熱，並具有瀉火及消炎的作用，如荸薺、薏仁等。能夠改善熱性體質者的失眠、腫脹及炎症等問題。但寒性體質者吃了這類的食物時，反而會使得怕冷、怕寒、風濕等問題更為嚴重。

涼性食物

性質和寒性食物類似，比寒性食物來得溫和些，如火龍果、愛玉、小麥等。可以清熱，適合體質較燥熱的人食用，但寒性體質的人要小心使用寒性及涼性食物。

時食養生最佳食材

接下來將分類介紹台灣四季所盛產的食材，包括：五穀及雜糧類、蔬菜類、水果類以及肉類等。其中春季是指農曆的一月到三月，夏季是指農曆的四月到六月，秋季是指農曆的七月到九月，冬天是指農曆的十月到十二月。

春季食材

五穀及雜糧

平性食物 適合所有體質的人

馬鈴薯：又名洋芋。能和胃調中、健脾益氣，強化血管和心臟。

玉米：玉米具有調中益氣、開胃、清腸、健腦、強精、補陽等特性。

溫性食物 適合所有體質的人

稻米：稻米在台灣全年盛產，但主要產季為夏秋冬三季。白米飯能強健脾胃、溫中止泄、益精強志、可治一切虛症。炒飯則是燥性食物，而糙米飯屬涼性食物，有通便的功效。

米飯裡頭含有醣類、纖維、蛋白質、礦物質、脂肪、以及豐富的維生素B群，營養價值相當完整且均衡，和地瓜一樣也是頗為完美的主食。

雖然白米、胚芽米、以及糙米的營養成分有些差異，但不管是什麼品種的米，所含的營養成分及熱量都差不多。但要特別提醒的是，腸胃消化功能不佳的人以及小朋友，並不適合吃纖維過粗的糙米。所以，請大家不要歧視白米飯，還是白飯對身體最沒傷害性，且是大眾情人！

從細胞的營養金字塔來看，每天所需熱量的60～70%應該要從澱粉中獲

得，其餘的從蛋白質及油脂中補足，這樣的熱量攝取結構最健康。而稻米當中有75%是碳水化合物，蛋白質約占7%，油脂約占2%，所以應該把吃飯當作是每日的主食。

若以電鍋量杯來計算，一杯米可煮兩碗飯，約可提供500大卡的熱量，如果每餐都能吃下一碗半到二碗飯的話，就剛好達到一天所需熱量的60～70%，正好滿足澱粉質需求的黃金比例，對健康相當有益。

所以，話可以少說幾句，但是飯一定要多吃幾口哦！

地瓜： 地瓜又名番薯，原產於中南美洲，在台灣也是全年盛產的作物，但主要產季是春夏秋三季。蒸地瓜性溫，烤地瓜性熱，炸地瓜則是燥性食物。

地瓜能夠補中益氣、生津、通便、健脾、強化心臟血管，此外還具有：健肌緊膚、防止內臟下垂、預防鈣質流失、調理荷爾蒙、清通微細血管、瀝濕、以及安神等功效。

不管是什麼品種或口感的地瓜，營養價值並沒什麼差異。地瓜裡頭含有大量的粘蛋白，能夠保護心血管系統以及肝臟和腎臟中的結締組織，並維持消化道及呼吸道健康。許多研究顯示，多吃地瓜可以降低膽固醇，並使皮下脂肪減少。此外由於地瓜容易產生飽足感，不易造成攝食過度，加上地瓜中富含的纖維素，不僅可促進腸子的蠕動並幫助排泄，並能夠阻擾糖類轉變為脂肪，因此能夠防止過胖。

地瓜的營養價值很高，除了是優質的澱粉質之外，並含有豐富的纖維素及蛋白質，以及多種的礦物質及微生素，是極佳的天然抗氧化物，也被視為完美的食物。一個100公克的新鮮地瓜，約含有2.3%的蛋白質及29%的醣類，還有18毫克的

鈣，0.12毫克的磷，20毫克的維生素B，30毫克的維生素C，菸鹼酸0.7毫克，維生素A的含量更高達每日所需劑量的數倍，此外還含有鉀以及微量的硫辛酸。

小時候常聽母親提起「早年躲空襲，吃地瓜吃到怕了。」所以盡量以其他主食餵養小孩，卻也常聽鄰居的老阿嬤說「番薯，救人無人情」。如今回想並在研究臨床的過程中，才知曉地瓜是如此的貴為「上品藥」。

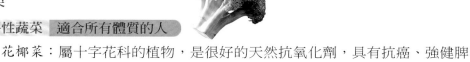

蔬菜

平性蔬菜　適合所有體質的人

花椰菜：屬十字花科的植物，是很好的天然抗氧化劑，具有抗癌、強健脾胃、預防高血壓等功效。

大頭菜：學名蕪菁，能夠涼血清熱、止渴、通利腸胃。

高麗菜：又名甘藍菜，能夠健胃、益腎、壯骨、通經絡、補腦髓。此外，對於膿瘍、便祕、貧血、腎臟病、動脈硬化等疾病也有其功效。

芥藍菜：能夠清血熱，具美白及消腫功效。

葉白菜：包括大小白菜及青江菜。能夠通利腸胃，具有健齒、美膚、生津、除熱等功效。

木耳：能涼血、止血、清腸胃，並能防治腦血管疾病及冠心病。

甜豆：具有和中益氣之功效，能夠健壯骨齒、提升性致，此外還能改善產婦生產後乳汁不足的情形。

豌豆：性平偏涼。具有明目、潤膚、減肥、去脂等功效。

杜鵑花：能清熱解毒、止咳化痰、止癢。

熱性蔬菜　適合偏寒性體質的人，燥熱性體質不宜

辣椒：能夠散寒、發汗、驅蟲殺菌，但不宜大量使用，此外，凡熱傷者不宜使用。

青蒜：能降血脂、血壓、血糖等功效。

溫性蔬菜　適合偏寒性體質的人

油菜：具潤腸、醒脾、散風、消腫等功效。

洋蔥：能降血壓以及預防動脈硬化，但陰虛、肺胃有熱、肺結核、十二指腸及胃潰瘍者不宜多食。

青椒及彩椒：能夠溫中健脾、美白、抗衰老、消胃酸及脹氣，此外，對於改善腎囊腫脹及神經痛也有其功效。

涼性蔬菜　適合偏熱性體質的人

萵苣：又名西生菜，能夠利五臟、防止毛髮脫落。

嫩莖萵苣：能利五臟通經脈，具有清熱、開膈、通乳、利尿、健骨、生髮等功效。

菠菜：不僅是大力水手的強健武器，而且菠菜根的價值比人參要更高！菠菜能夠利五臟通五脈，具有補血、潤燥、通便、療熱、提升性致等功效，但體弱虛寒者不宜多食。

大白菜：能夠解熱、消食、通便、減肥，但胃肺偏寒的人不宜多食。

紅鳳菜：能補血、止血，對產婦產後停瘀腹痛及血氣痛有療效。但脾胃寒滯者不宜多食。

木棉花：能清熱、利濕、解暑，能夠改善腸炎及痢疾的情況。

寒性蔬菜　適合偏熱性體質的人，偏寒性體質不宜

紫菜：四季都產的海中植物。能化痰、清熱、利尿，但脾虛者不宜多食。

海帶：海中植物，四季都出產。能化痰、祛濕、止癢。

西洋芹：能夠平肝清熱，具有降血壓、補血、清腸、祛除風濕等功效，但體質偏寒、大便稀溏以及腸胃潰瘍的人不宜多食。

番茄：能夠消食、抗癌、降血壓、生津、治熱病。但脾胃寒滯及腹瀉便溏者，不宜多食。

山葵：俗名芥末。能促進食慾、開胃、解毒、降血壓、清血、治療神經痛，但患神經性皮膚炎症者忌食。

白蘿蔔：產季從冬天到春天，詳見冬天食材。

水果

平性水果　適合所有體質的人

芭樂：富含豐富的維生素C，能養顏美容、抑制胃酸、對糖尿病患者也有幫助。

木瓜：除了大家所熟知的豐胸功效外，還有美白、淡斑、解熱、利尿、潤腸通便、幫助消化等功效。

蓮霧：能夠清熱、涼血、利尿、降血壓，並有助於安定心神。

青棗：具有生津止渴、幫助消化、利尿、安神、以及養顏等功效，但切忌囫圇吞棗哦。

梅：能夠消渴、除脹、解酒、消煩熱、利筋脈，但不宜生食。

溫性水果　適合偏寒性體質的人

金柑類：例如金桔。能理氣止咳、消食解酒、治肝鬱，解胸悶。

涼性水果　適合偏熱性體質的人

茂谷柑、桶柑、椪柑、海梨、橘子：能清熱、止渴、開胃理氣、補血、增強記憶力、消除疲勞。但過敏及氣喘、寒性咳、清痰、以及體質寒的人不宜多食。

枇杷：能潤肺鎮咳、止渴下氣、但寒嗽痰濕者不宜多食。

草莓：是種抗氧化食物，能夠清熱潤肺、利尿、解酒、益氣、養血，但脾胃虛寒者不宜多食。

寒性水果 適合燥熱體質的人，但偏寒性體質者不宜

桑椹：能潤腸通便、補益肝腎、安鎮神魂、利水消腫、通耳目，體質虛寒的人不宜食用。

肉類及海鮮：重症者不宜吃海鮮，視溫度選擇肉類，或四個月避魚肉蛋奶。

平性食物 適合所有體質的人

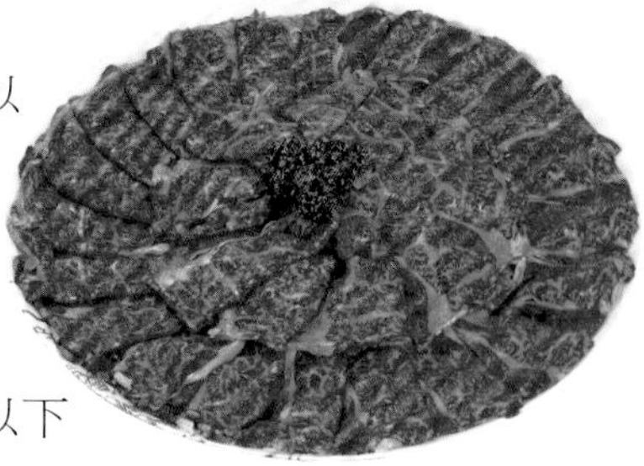

豬肉：能滋陰潤燥、補脾益氣。氣溫25度以下適合食用，但濕熱、痰滯內蘊者不宜食用。

豬肝：能夠補養肝血、明目，宜忌同上。

牛肉：能補益氣血、強壯筋骨，氣溫20度以下適合食用，但患瘡瘍及皮膚搔癢者不宜。

牛肝：具有補肝明目及養血的功效，宜忌同上。

溫性食物 適合偏寒性體質的人

羊肉：能益氣補虛、安心、溫中、暖胃，對產婦之產後血虛、腹痛、血枯及經閉等症狀有調理功效。氣溫10度以下適合食用，但外感痛邪及熱性體質的人，要謹慎食用。

涼性食物 適合偏熱性體質的人

台灣蜆、草蝦

夏季食材

五穀及雜糧

溫性食物

稻米：詳見第46頁春季食材。

地瓜：詳見第46頁春季食材。

寒性食物

薏仁：盛產於夏秋兩季，性寒。能健胃利濕、滋補、
強壯通筋骨、促進新陳代謝、治肺萎、順上氣、抗過
敏、降血脂及血糖，但孕婦要謹慎食用，體質易流產者忌
食。

綠豆：性寒，於夏季到初秋盛產。能清熱解毒、利水消腫、除煩燥、去浮
風。此外，綠豆芽也屬寒性食材，能利三焦。但體質虛寒者要謹慎食用。

蔬菜

平性蔬菜

剛豆：又名菜豆。能夠生精髓、和五臟、理中益氣、健
胃、補腎。

地瓜葉：能夠補中和氣、防動脈硬化、降膽固醇、可改善痔瘡及便祕、並
能增加產婦的乳量。

空心菜：能補中和氣、降膽固醇、預防動脈硬化、增乳、通腸、生津等功
效。

蒲瓜：能消熱、除煩、健骨、潤心肺。

蓮子：可養心益腎、固精補虛、輕身抗衰老。但大便燥結者不宜多食。

向日葵花：對於降血壓及止痛有幫助。

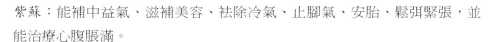

溫性蔬菜

九層塔：具有濃郁的香氣，能夠疏風行氣、袪濕、壯腰骨。

紫蘇：能補中益氣、滋補美容、袪除冷氣、止腳氣、安胎、鬆弛緊張，並能治療心腹脹滿。

夏南瓜：又名金瓜，外皮為綠色，在台灣盛產於夏季，有別於歐美萬聖節時所盛產的橘色外皮的冬南瓜。能補中益氣，南瓜子可壯陽。但胃熱、濕阻氣滯、支氣管哮喘者不宜多食。

艾草：能散寒除濕、通暢筋骨、調經止血。但體質氣虛者慎用，體質燥熱者忌用。

薑：能發熱散寒、活血、止嘔、促進血液循環，並能改善虛寒、痛經、腹痛、類風濕性關節炎。但有黃痰、咽喉痛、胃潰瘍、便祕及熱燥性出血者不可食用。

玫瑰花：可以行氣解鬱、活血止痛，對改善經前乳房脹痛有幫助。

涼性蔬菜

龍鬚菜：又名梨瓜苗。能利膈涼血、降血壓、除黃痰，但體質偏寒的人不宜多食。

莧菜：能補血益氣、清熱解毒、通九竅、利尿通便、收斂止血，體質偏寒者不宜多食。

梨瓜：能利膈涼血、降血壓、治黃痰，但胃寒悶及脾虛涼者不宜多食。

蛇瓜：能利尿、消腫、強化骨骼，改善熱病。

絲瓜：能清熱、化痰，可改善疔瘡腫毒及熱病。但脾胃寒滯或大便稀溏者不宜多食。

冬瓜：能益氣、利尿、能除頭痛、清熱、袪痰，但體質寒滯者不宜多食。

小黃瓜：能消渴、預防動脈硬化、改善壞血病。

昭和草：能清熱通便、行氣解毒，並可改善發熱感冒、高血壓、脾虛及浮腫。

茉莉花：能夠解鬱、理氣、止痛，可改善目赤腫痛，並有潤膚美容的功效。

蓮花：對於跌打損傷有幫助，能夠化淤、改善嘔血。

寒性蔬菜

秋葵：能美膚、健骨，改善咽喉痛、尿道炎、消惡瘡及癬腫、並能通乳汁。

藤川七：能滑中散熱、利大小腸、活血、消腫、消疔瘡、滋補、壯腰膝。

過貓：能護胃、清熱、降膽固醇、促進血液循環，但體質寒滯者不宜多食。

蘆筍：能清熱解毒、潤肺、鎮咳、祛痰、降血壓、利水、除疲勞、防癌，是糖尿病患者的好食物，但脾胃虛寒者忌食。

竹筍：能消渴、化痰、潤腸通便、促進腸胃蠕動並幫助消化，腹瀉者須慎用。

茭白筍：能清熱解毒、除煩止渴、消除燥熱性眼睛紅赤，但腎臟病及結石患者不可多食。

苦瓜：能滌熱降火、清心解毒、降血壓，可改善中暑、目赤及糖尿病。此外，苦瓜子能益氣壯陽。

胡瓜：能除熱、利尿、美膚，並可改善咽喉腫痛、煩渴、目赤及水腫。但體質偏寒、腹痛及腹瀉者不宜多食。

越瓜：能祛暑熱、改善臟腑燥涸及精神困倦。

龍葵：能清熱利尿、活血、去虛熱、消腫，改善疔瘡、丹毒、跌打扭傷。

百合：能夠潤肺止咳、養五臟、寧心安神，對改善癲狂驚悸、邪氣腹脹、心痛、心煩有功效。但風寒、咳嗽及腹瀉者不宜多食。

茄子：能清熱除濕、止血、消腫。但體質寒滯、胃寒腹痛、寒濕痢疾、腹瀉及子宮脫垂者不可食用。

蓮子心：能改善失眠、心煩、高血壓。

曇花：可以清肺止咳，防治高血壓。

火龍果花：盛產於六月到八月，能夠清熱涼血、潤肺止咳。

水果

平性水果

鳳梨：能潤燥解熱、消食、止瀉、降血壓、解酒，但腸胃不佳及體質寒濕者不宜多食。

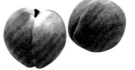

葡萄：能補血益氣、壯骨、健胃、醒酒、消脹。

櫻桃：能夠養顏美容、消除疲勞，可預防動脈粥狀硬化、改善壞血病。

檸檬：能美容、消脂、袪暑、解毒，但胃潰瘍、經痛、肺弱者不宜食用。

百香果：能清腸通便、安神補血、清油膩、生津、美膚。

李子：能生津、利尿、清肝、調中，可改善虛勞骨蒸。但消化系統功能不佳的人忌食。

溫性水果

水蜜桃：能生津補氣、潤腸通便，但腸胃內熱者不宜多食。

釋迦：補中益氣、養顏、健骨，可增強體力。但由於其糖分高，減肥及糖尿病患不宜多食。

荔枝：能夠生津健氣、補血、益智，但陰虛火旺、肺熱咳、鼻出血、牙齦

腫痛、咽喉痛、以及糖尿病患者不宜食用。

龍眼：能滋養氣血，可改善健忘、失眠及虛勞。但內熱者忌食。

芒果：止嘔、解渴、通便，但腎炎、糖尿病、風濕病、內臟潰瘍、疔瘡腫毒及發炎者不宜食用。

桃子：可活血補氣、消積、通便，但胃腸內熱者不宜多食。

涼性水果

火龍果：能清熱涼血、利尿通便、美膚、提升性致。

寒性水果

西瓜：清熱解渴、利尿、消腫，但脾胃腸虛寒者不宜多食。

香瓜：能解熱利尿、通三焦，但脾胃腸虛寒及腹瀉者，不宜多食。

香蕉：能潤腸通便、助消化、除熱解毒，因胃火盛而濕痢者吃了能止瀉。但脾胃肺腎虛弱者忌食。

椰子：椰子汁性寒，椰肉性溫。椰汁性寒，能除燥熱，並可消除胃、肝、肺火盛，體質寒的人不宜喝椰子水；椰肉性溫，能補血、壯筋骨，但體質熱者不宜食用。

肉類及海鮮

平性食物

豬肉、豬肝、牛肉、牛肝：性平。詳見春季食材。

牡蠣：俗稱蚵仔，性平。能滋陰、養血、清肺、提升性致，並可改善煩熱失眠、安定心神。

涼性食物

黑鮪魚

秋季食材

五穀及雜糧

溫性食物

地瓜、稻米：同第46頁春季食材

蔬菜

平性蔬菜

蓮子：同夏季食材。

蓮藕：盛產於秋冬二季。生食性寒，熟食性溫。

生蓮藕：性寒，能止血、消瘀、清血管。

熟蓮藕：性溫，能滋補生肌、養氣、養血。

菱角：能安中補臟、解傷寒積熱，可改善筋骨痛、風濕入竅。菱角生食冷利，生食吃多了有傷臟腑、損陽氣、男性易萎莖。

橄欖：能生津、健胃、解毒、及改善咽喉痛。

溫性蔬菜

油菜：具有健胃整腸、清肝解毒、降膽固醇、護膚等功效。

落花生：滋腎、益智、止血、增乳，並可改善各種出血。

栗子：健脾強胃、壯筋補腎。

涼性蔬菜

金針花：能強肝、補腦、安神忘憂、利尿消腫，但脾腎陰虛者不宜多食。

薄荷：能驅風散熱、健胃、止痰、消炎，可改善目赤、口瘡、牙痛。

木芙蓉花：能清熱解毒、涼血、止血、消腫排膿、並可改善外咳、肺膿瘍以及咳血。

仙草：清熱消暑、降血壓，可改善臟腑熱毒等病症，但肝硬化或傷風冷咳者忌食。

洛神：能清熱、止渴、降血壓。

寒性蔬菜

馬齒莧：又名豬母乳，能清熱利濕，外敷可消腫毒。但脾腎寒的人忌用。

荸薺：清涼解毒、消食除脹、化濕祛痰。但脾胃虛寒及便溏腹瀉者不宜多食。

菊花：可疏散風熱、平肝明目、清熱解毒，並能調節高血壓，改善頭痛及眩暈。

秋葵：詳見第52頁夏季食材。

水果

平性水果

番石榴：又名芭樂。能養顏美容，尤其適合糖尿病患者食用。

酪梨：滋養、美顏、美髮、抗衰老。

紅棗：養血和胃、補中益氣、鎮靜安神。但腹脹者不宜多食。

涼性水果

蘋果：能生津潤燥、健脾和胃，可改善熱燥心煩、肺熱咳嗽、中氣不足。

楊桃：生津解熱，能改善熱咳、肝熱、痔瘡出血、聲啞及喉痛。

梨子：清熱潤肺、止咳化痰，可改善心煩、氣喘、熱狂，作漿可化水痰。但脾虛、肺寒咳、痰稀、痛經、以及小兒痘疹後都不宜食用。

愛玉：消暑解熱、生津、止咳，可改善風火牙痛、睪丸炎。但胃腸虛寒者不宜多食。

寒性水果

柚子：果皮性平，可祛風、化痰、止咳、改善跌打損傷及
關節痛；果肉性寒，可清熱解酒、消食通便、開膈通氣。
體質寒滯者忌食。

奇異果：清熱止渴、養顏、除油、整腸。體質寒的人不可
多食。

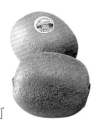

柿子：解熱潤燥、補虛勞、消瘀血。但寒病不宜食用。此外，不得和螃
蟹、甘藷、醋等食物同食！

肉類

平性食物

豬肉、豬肝、牛肉、牛肝：同第46頁春季食材。

鵝肉：鵝肉性平，能益氣補虛、和胃止渴。但濕熱內蘊者不宜食用；鵝蛋
性寒，能補中益氣，但氣滯者不宜食用。

溫性食物

蝦子：性微溫，能補腎壯陽、溫補排毒、促進乳汁
分泌。但過敏體質者慎用。

鴨肉：母鴨性微溫；公鴨性微寒，能滋陰養胃、利
水消腫，但體質虛弱者不宜食用。此外，不得與大
蒜、木耳、鱉肉同時食用；鴨蛋性涼。

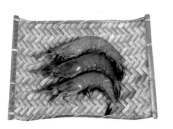

寒性食物

蟹類：能活血祛瘀、續筋接骨、清熱、利濕。不得與柿子、酒同時食用，
中風及癱瘓者慎食！

旗魚、紅魽

冬季食材

五穀及雜糧

溫性食物

地瓜、稻米：同第46頁春季食材。

黃豆：又名大豆。性平，煮熟後性溫。能滋補養顏、健腦、解毒、健脾益氣、和胃調中、消水、生肌造肉、養血平肝。但痛風、血酸及尿酸濃度高者不宜食用。黃豆的產期從冬天一直持續到春天，是很好的植物性蛋白質來源，對於預防糖尿病、高血壓、動脈硬化、腳氣病等有不錯的功效。但痛風、血酸及尿酸濃度高的人，不宜多食。

平性食物

紅豆：性平。能去濕、利尿、消腫、解毒。

黑豆：性平。能利水、解毒、調中、下氣、通關脈。炒食時為性熱。

米豆：性平。能調中、助十二筋脈、生肌健骨。

胡麻：胡麻性平，滋養強壯、補肝腎、潤五臟、長肌肉、增髓腦；胡麻油性涼，能行血、潤膚、通便、使頭髮烏黑。

涼性食物

小麥：性平偏涼。養心除煩、健脾益腎、除熱止渴，是麵食的主要原料。也只適合在25度以下且氣候乾燥時食用。

大麥：性平偏涼。能益氣調中、清熱利水、助消化。在台灣只宜在25度以下且氣候乾燥時食用。

寒性食物

粟米：性寒。能解熱、解毒、和脾益腎。

蔬菜

平性蔬菜

山藥：能補中益氣、滋陰、養腎、抗衰老，但大便容易燥結的人不宜多食。

敏豆：健脾除濕、補血、美容、治腳氣、利五臟。

高麗菜、大頭菜、花椰菜、葉白菜：見春季食材。

青江菜：能通利腸胃、生津，可改善牙齦腫痛、喉頭作梗。

茼蒿：溫脾養胃、化痰利氣、安眠、通便。

杭菊花：性平偏涼。能清熱、明目、滋陰、益腎、益氣、抗衰老，可改善風寒、頭眩、腫痛、惡風濕痺。

溫性蔬菜

青椒及彩椒：見第46頁春季食材。

紅蘿蔔：能夠補中、明目、潤腸通便、補血、抗癌、利胸膈、安五臟。

芥菜：能除冷氣、利九竅、明目、安中。但陰虛、內熱、燥咳、便血、腎炎、尿毒症者不宜多食。

芫荽：俗名香菜。能疏風散寒、開胃、拔四肢熱、止頭痛、通心竅。但脾胃陰虛者不宜多食，有腳氣、狐臭、潰瘍及淋病的人忌食！

涼性蔬菜

大白菜、菠菜、葉萵苣：見第46頁春季食材。

寒性蔬菜

西洋芹、番茄：見第46頁春季食材。

白蘿蔔：能消渴、健胃、去風邪熱氣、降血壓、消脂、化痰熱，可改善燥性頭痛、倒嗓失音。

黃豆芽：能清熱、消腫。

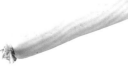

水果

平性水果

青棗：見第46頁春季食材。

柳丁、甜橙：健脾和胃、消積、解酒、寬胸、潤喉。

涼性水果

橘子、椪柑、草莓：見第46頁春季食材。

葡萄柚：能清熱止渴、健脾解酒、消食除油、降低膽固醇。但服用各類心血管疾病藥物、降血脂藥物、及鎮靜劑的人，不可將藥物與葡萄柚同時食用！

寒性水果

白柚：見第57頁秋季食材。

甘蔗：生食性寒，烤過後性平。能生津止渴、除熱、寬胸。

肉類及海鮮

平性食物

豬肉、豬肝、牛肉、牛肝：見第46頁春季食材。

溫性食物

羊肉：見第46頁春季食材。

雞肉性溫，能溫中益氣、補精、添髓。但過敏體質、疔瘡癰腫、便祕、以及肝火上亢的人不宜；雞蛋黃性平，滋陰、潤燥、養血息風；雞蛋清性涼，能潤肺、利咽、清熱、解毒。

烏魚

主食蔬果食用表

	體質	心肺脾胃腸腎宮寒者	心肺脾胃腸腎宮肝膀胱熱者	慢性腹瀉者[3]	便祕者	腸膜、絨毛損傷嚴重者	糖尿病	癌症患者及其他
地瓜、米食[1] 比例[2]	種類	地瓜 白飯	地瓜、白飯、糙米	地瓜 白飯	地瓜、白飯、糙米	白飯	地瓜 白飯	視體質調整
	地瓜[8]	適量	適量	適量	適量	少量多餐	100公克[4]	
	白飯：糙米[5]	10：0	9：1~5：5	10：0	9：1~5：5	少量多餐	9：1~5：5	
	時間	12:00以後不吃地瓜	12:00以後不吃地瓜	12:00以後不吃地瓜	12:00以後不吃地瓜	12:00以後不吃地瓜	09:00以後不吃地瓜	
二蔬一果	生熟	一生一熟或二熟	二生	辨証而定	二生	辨証而定	二生	
	內容	根莖花果類	根莖花果類及葉菜	辨証而定	根莖花果類及葉菜	辨証而定	根莖花果類及葉菜	
	時間	13:00以後不吃生菜 18:00[6]以後不吃水果	20:00以後不吃蔬菜水果	13:00以後不吃生菜	20:00以後不吃蔬菜水果	13:00[7]以後不吃蔬菜水果	辨証而定	
	量	隨意	隨意	隨意	隨意	少量	少量	
	食用順序	先米飯後蔬果	先蔬果後米飯	先米飯後蔬果	先蔬果後米飯	先米飯後蔬果	先蔬果後米飯	

註釋：
1. 溫寒帶爲馬鈴薯和麵食
2. 地瓜和米食的黃金比例爲2：1
3. 只能用一個蔬菜
4. 食用一個小時內不能睡覺
5. 五穀雜糧同時二種以內及比例
6. 以日落時間爲主
7. 日正當中後
8. 夏天蒸食、冬天蒸烤皆可，二者皆需連皮同食

提醒事項：
口嚼比打汁效能好。
重症者早上6：30之前吃完早餐。
油類：體脂過多，宜少油，較適用植物油；體脂不足，宜適量植物油、動物油。
熱証，宜少油，適用植物油；寒証，宜適量植物油、動物油。
常有混合體質、非固定，隨時調整。

常用調味料

調味糖

平性食材

蜂蜜：性平。能補中緩急、潤肺止咳、潤腸通便。但痰濕內盛、腹脹及腸滑者忌食！

二號黃砂糖：性平。能活血化瘀、補血、緩肝氣、安脾。但痰濕或腹脹者不宜多食。

白冰糖：性平。

黃冰糖：性平偏涼。

溫性食材

麥芽糖：性微溫。能補中益氣、緩急止痛、潤肺止咳。但乾咳無痰者不宜多食。

白砂糖：性溫。但因加工過度，並不是優質的調味糖。

涼性食材

黑糖：性涼，有清瀉作用。

調味鹽

精鹽：性平。

海鹽：性寒。

醋

釀造醋：性溫。包括米醋與水果醋，都屬弱酸性食物。能活血、解毒、消脂。

醬油

一般釀造醬油：性寒。能除熱解毒、止煩。化學釀造則無此功能。

無鹽醬油：性涼。適合心臟病、腎臟病、肝硬化、高血壓及水腫患者食用。

壺底油：性涼。能清熱解毒，適合心臟病、腎臟病、肝硬化、高血壓及水腫患者食用。化學釀造則無此功能。

其他調味料

豆豉：性平。溫中利腎，但製作及保存不當時容易產生黃麴毒素。

紅糟：性平偏溫。能溫中、解毒。

酒釀：性平偏溫。能舒筋、溫中、止冷痛。

植物油：性溫。油脂能潤腸，但高溫炒炸的沙拉油對血管健康不利。以涼拌使用為主。

動物油：性溫。油脂能潤臟腑、筋膜，氣溫低、體寒時使用。

米酒：性溫。能溫通經脈、舒筋、散寒、止痛、並可作為藥引。但所有的酒精都具傷害性，傷肝、傷腎也傷腦，所以如果要使用酒來料理食物時，最好是煮至酒精揮發再食用，低度酒精先溫過酒再喝。

胡椒：性熱。能溫中、袪寒濕、幫助排汗，但陰虛有火及熱病者不宜食用。

五香粉：性熱。體質燥熱者不宜多食。

沙茶醬：性熱。雖有助於身體保暖，但傷肝胃，且製作及保存若不當時容易產生黃麴毒素。

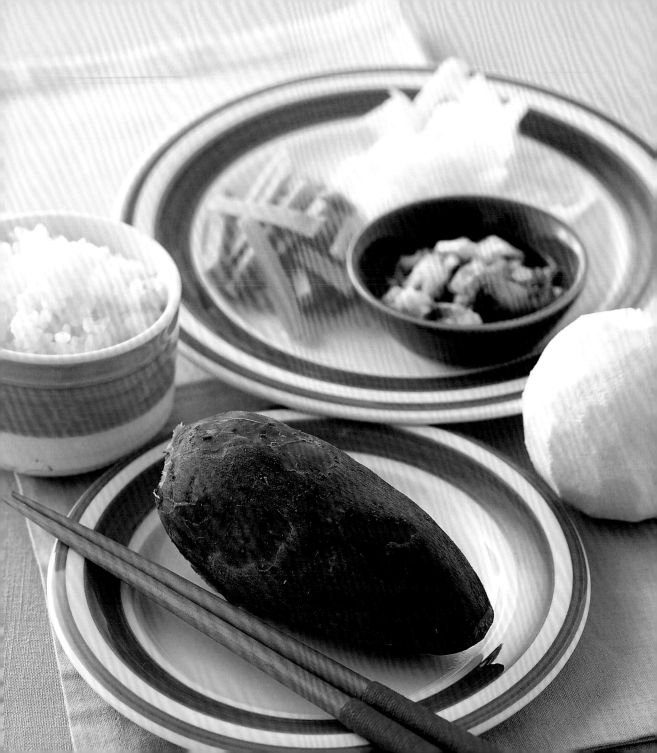

時食養生法的應用食譜

不同體質，不同季節，都該有不同吃法。

體質是會隨著作息和飲食而改變的，一旦體質改變，飲食也要跟著調整。例如血壓高的人本來在吃降三高飲食，但是過一陣子血壓下降了，就要隨之調整飲食內容，以免造成身體的傷害！

應用食譜一：適合偏寒性體質者
主要是著重於改善手腳冰冷、元氣不足、以及因寒淤而長腫瘤的情形。

應用食譜二：適合濕熱性體質者
這是針對高血壓、高血脂及高膽固醇等三高患者友而設計的食譜，主要著重於清血管及化淤，以改善三高的情形。

應用食譜三：適合燥熱性體質者
這是適合糖尿病友的菜單，主要著重於改善體內燥熱以及糖尿病友三多（吃多、喝多、尿多）的情形，並以適量醣類的攝取量來調節血糖。因此糖尿病友每次早餐的地瓜份量頂多只能吃100公克，另外要注意飯後一小時內不要睡回籠覺哦！

應用食譜四：適合偏濕性體質者
這是針對慢性腹瀉者及便溏（指大便稀軟，不成型）者、營養不良者、以及腸胃功能不好的人所設計的，主要著重於改善拉肚子的情形，並以少量多餐的方式來輔助腸胃的吸收。

應用食譜五：適合偏燥性體質者
這是針對長期為便祕所苦的人所設計的菜單，主要著重於改善排便不順暢的情形。

應用食譜六：適合經期、更年期保健者
回春食譜可改善月經症候群並有穩定荷爾蒙的功效。

應用食譜七：適合外食族群者
針對現代人多外食情況，提供如何選擇，如何養生的小祕訣。

不同應用食譜，均會附上「時食養生祕訣」，係針對該種體質而設計，因此皆有差異。

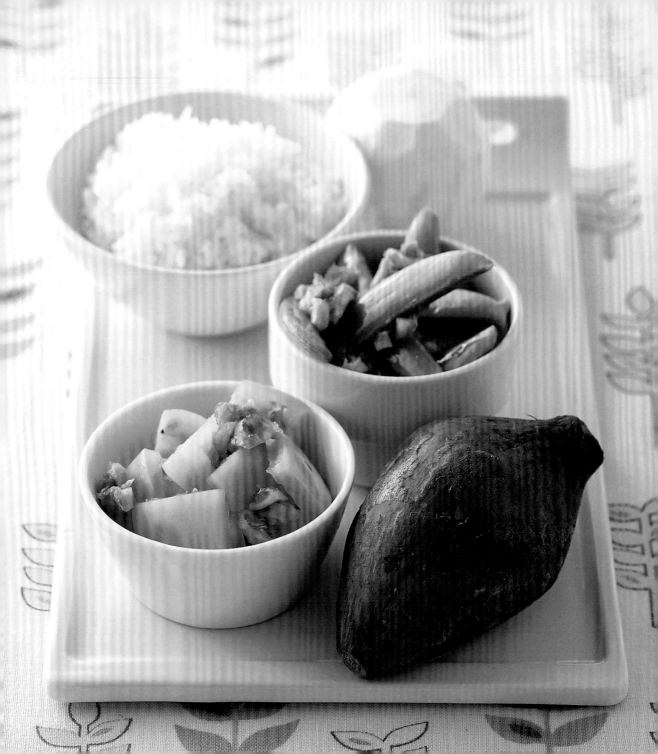

應用食譜一 **適合偏寒性體質者**（典型特徵：手腳冰冷）

【春天中有哪些適合你的食材】

類　別	食　材
五穀雜糧	米飯、地瓜、馬鈴薯、玉米
蔬　菜	花椰菜、大頭菜、高麗菜、芥藍菜、大小白菜及青江菜、甜豆、豌豆、杜鵑花、炮仗花、辣椒、油菜、洋蔥、青椒及彩椒
水　果	芭樂、木瓜、蓮霧、青棗、梅、金柑桔、橘子、柳丁
肉　類	豬肉、豬肝、牛肉、牛肝、羊肉

（春天早餐）

固元養顏地瓜餐

　　這份早餐能溫中健脾、潤肺、增加活力。甜豆能和中益氣、補充元氣；彩椒可改善胃酸及脹氣、兼具美白功效。

材料

地瓜1條（約2／3飯碗的份量）、白米飯1／3碗、甜豆10夾（約150公克）、彩椒1個（約150公克）、柳丁1個

調味料

柳丁醬：柳丁3小瓣，去膜衣，將果肉剝碎，加壺底油少許，拌勻即成。

作法

1. 所有材料連皮洗淨後，彩椒切成小塊；柳丁去外皮，留下白色內皮備用。

2. 地瓜連皮放進預熱至180度的烤箱中，烤25分鐘。

3. 另起一鍋滾水，放入甜豆及彩椒汆燙至五分熟撈起，藉餘溫透熟後盛盤，並淋上調味料；搭配地瓜、米飯與柳丁一同食用。

 時食養生祕訣
- 中午12點過後，不宜吃地瓜。
- 地瓜的品種不會影響功效，所以請放心挑選自己喜好的地瓜品種來食用。
- 冬天及初春，可以用烤地瓜來替代蒸地瓜。但份量不變。
- 蔬果內容，以根莖花果類為佳。
- 二種蔬菜的烹調方式，以二種皆煮熟、或一生一熟為佳。
- 進食順序為：先吃地瓜餐，後吃蔬果。
- 腸胃虛弱易腹瀉的人，不適合吃糙米飯。
- 甜豆五分熟：放入滾水後，等候10～30秒後撈起　• 彩椒五分熟：放入滾水後，等候1秒後撈起。

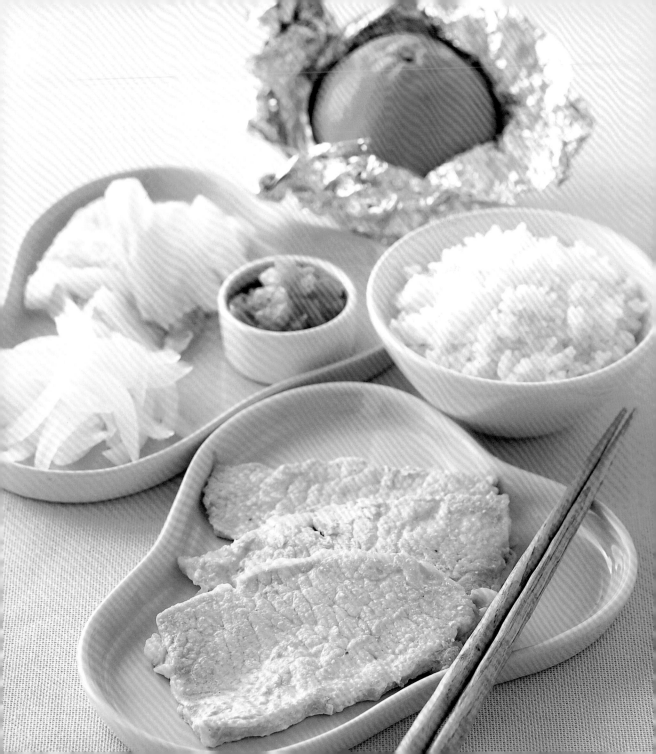

暖胃益腎餐

　　這道餐點能健胃益腎、理氣補血、提升性致、並有助於增強記憶力。高麗菜能健胃、益腎、補腦、並有通經絡等功效。

材料

白米飯1碗、里肌豬肉薄片1～3片（約50公克）、洋蔥1小個（約100公克）、高麗菜1小塊（約200公克）、橘子1個

調味料

橘　醬： 橘子3瓣，取果肉，剝成碎粒，加入少許壺底油，拌勻即成。

作法

1. 洋蔥去外皮洗淨切絲、高麗菜洗淨撕片狀備用；橘子用鋁箔包好，放進預熱100度的烤箱中，烤10分鐘後取出。

2. 起一鍋滾水，放入洋蔥汆燙至七分熟，高麗菜汆燙至五分熟，分別撈起後，藉餘溫透熟；豬肉薄片低溫煎熟。

3. 將作法2菜餚盛盤並淋上調味料，取出烤好的橘子配米飯一同食用。

時食養生祕訣

- 下午1點鐘以後，不宜吃生菜，因此應加以烹調煮熟。
- 洋蔥七分熟：放入滾水後，等候2～3秒後撈起。
- 高麗菜五分熟：放入滾水後，隨即撈起。

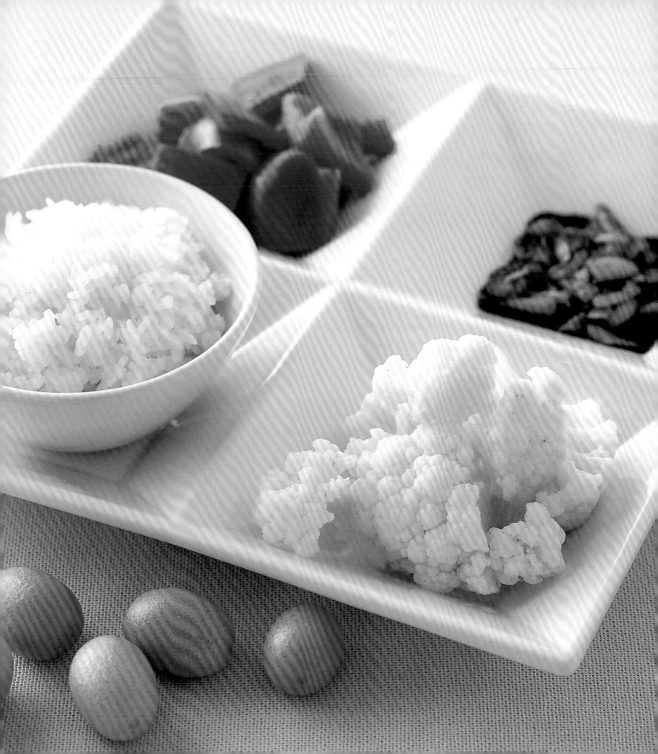

春天晚餐

理胃消脹餐

　　這份晚餐能夠溫中健脾、強健脾胃並消除胃酸及脹氣。彩椒能夠消胃酸及脹氣、美白及抗衰老，花椰菜則有抗癌並預防高血壓等功效。

材料

白米飯1碗、彩椒1個（約150公克）、花椰菜1小顆（約150公克）、小金柑5粒

調味料

金桔醬：小金柑1顆，切碎，加入少許壺底油，拌勻即成。

作法

1. 所有食材洗淨後，彩椒切成小塊，花椰菜切成小朵備用。

2. 起一鍋滾水，放入彩椒及花椰菜汆燙至五分熟後撈起盛盤，淋上沾醬，配上米飯與連皮的小金柑一道食用。

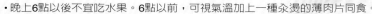

時食養生祕訣

- 晚上6點以後不宜吃水果。6點以前，可視氣溫加上一種汆燙的薄肉片同食。
- 氣溫25度以下適合食用豬肉；氣溫20度以下適合食用牛肉；氣溫10度以下適合食用羊肉。
- 彩椒五分熟：放入滾水後，等候1～5秒後撈起。
- 花椰菜五分熟：放入滾水後，等候1～10秒後撈起。

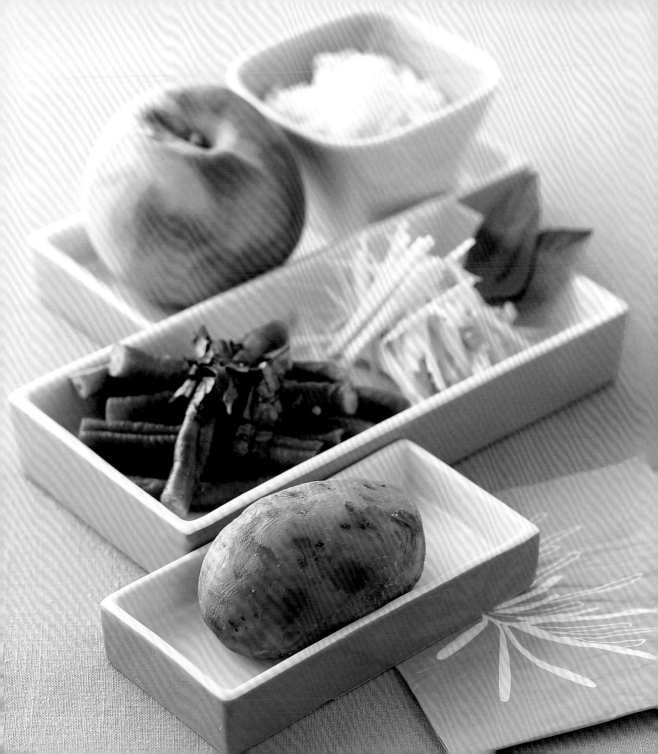

應用食譜一 **適合偏寒性體質者**（典型特徵：手腳冰冷）

【夏季中有哪些適合你的食材】

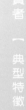

類　別	食　材
五穀雜糧	米飯、地瓜、馬鈴薯
蔬　菜	四季豆、地瓜葉、空心菜、蒲瓜、蓮子、扶桑花、千日紅花、向日葵花、九層塔、紫蘇、夏南瓜、艾草、薑、玫瑰花、菜豆、嫩薑
水　果	鳳梨、葡萄、櫻桃、檸檬、百香果、李子、水蜜桃、釋迦、荔枝、龍眼、芒果、桃子、椰肉
肉類/海鮮	豬肉、豬肝、牛肉、牛肝、牡蠣（蚵仔或生蠔）

（夏天早餐）

補益散寒地瓜餐

　　這份早餐能補中益氣、活血散寒、並有助於降膽固醇。菜豆能夠生精髓、健胃、補腎，嫩薑則具發熱散寒、改善虛寒、減緩痛經及類風濕性關節炎等功效。

材料

地瓜1條（約2／3飯碗的份量）、白米飯1／3碗、菜豆2長條（約150公克）、嫩薑1塊（約150公克）、水蜜桃1個

調味料

九層塔醬：九層塔葉片1小把，切碎，加入
　　　　　適量的壺底油，拌勻即成。

作法

1. 所有食材洗淨，菜豆切段備用；地瓜洗淨後連皮放進電鍋蒸熟。

2. 起一鍋滾水，放入菜豆汆燙至八分熟撈起後藉餘溫透熟；嫩薑切絲直接生食；將以上菜餚盛盤，淋上調味料；搭配地瓜及米飯，與連皮的水蜜桃一同食用。

時食養生祕訣

- 中午12點過後，不宜吃地瓜。
- 體弱虛寒的人，不適合吃糙米飯。
- 蔬果內容，以根莖花果類為佳。
- 二種蔬菜的烹調方式，以二種皆煮熟、或一生一熟為佳。
- 進食順序為：先吃地瓜米飯，後吃蔬果。
- 有黃痰、咽喉痛、胃潰瘍及便祕者，不適合吃薑。
- 菜豆八分熟：放入滾水後，等候30～60秒後撈起。

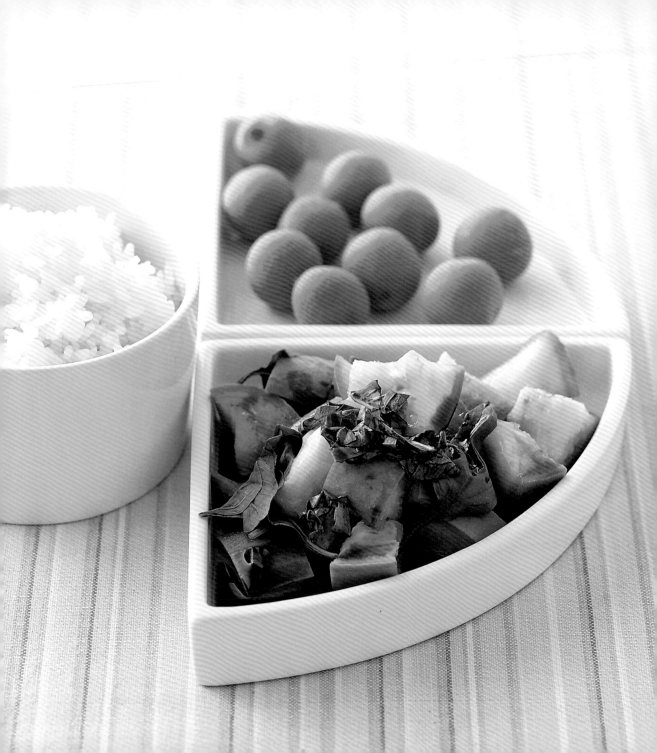

夏天午餐

安神行氣餐

　　這道餐點能溫中健脾、安神清熱、疏風行氣。絲瓜能清熱、化痰，九層塔則具祛濕、壯腰骨、補虛勞等功效。

材料

白米飯1碗、絲瓜1截（約200公克）、九層塔1小把（約150公克）、龍眼10粒

調味料

九層塔醬：九層塔葉片1小把，切碎，加入適量的壺底油，拌勻即成。

作法

1. 所有食材洗淨，絲瓜連皮切成小塊，九層塔摘取小葉備用。

2. 起一鍋滾水，放入絲瓜汆燙至七分熟；九層塔汆燙至三分熟；將以上菜餚盛盤，淋上調味料；搭配米飯及龍眼一同食用。

時食養生祕訣

・下午1點以後，不宜吃生菜。

・脾胃寒滯或便溏（軟便）者，絲瓜不宜多吃。

・絲瓜七分熟：放入滾水後，等候2～10秒後撈起。

・九層塔三分熟：放入滾水後，隨即撈起。

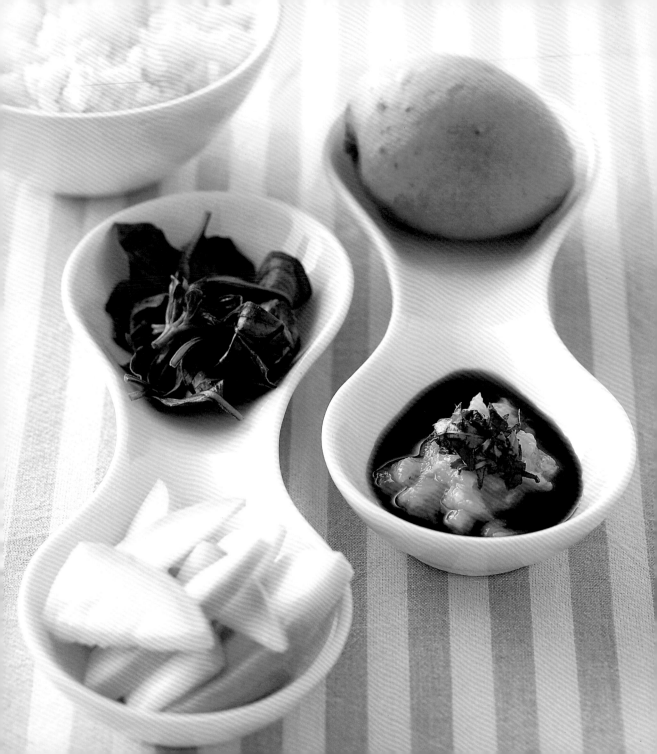

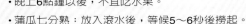

益腎補虛餐

　　這道餐點能固精補虛、安神除煩。九層塔能疏風行氣；蒲瓜則有消熱、除煩、健骨、潤心肺等功效；芒果能止嘔、解渴，通便。

材料

白米飯1碗、九層塔1小把（約150公克）、蒲瓜1塊（約200公克）、芒果1個

調味料

芒果醬：芒果1小片去皮，果肉切碎，
　　　　　（可加少量的九層塔切碎），加入
　　　　　適量的壺底油，拌勻即成。

作法

1. 所有食材洗淨後，蒲瓜切片，九層塔摘成小葉片備用。

2. 起一鍋滾水，放入蒲瓜汆燙至七分熟；九層塔汆燙至五分熟；將以上菜餚盛盤，淋上調味料；搭配米飯與芒果一同食用。

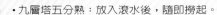

    時食養生祕訣

- 晚上6點鐘以後，不宜吃水果。
- 蒲瓜七分熟：放入滾水後，等候5～6秒後撈起。
- 九層塔五分熟：放入滾水後，隨即撈起。

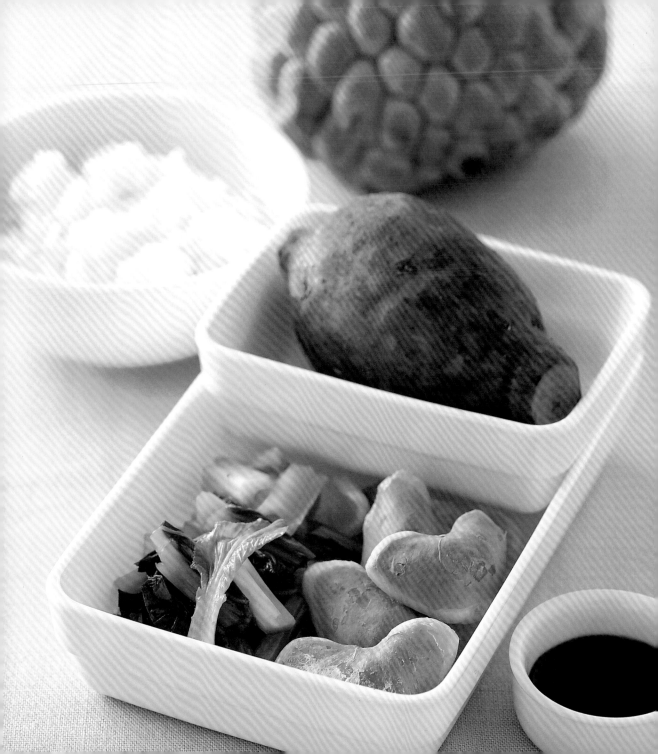

應用食譜一 **適合偏寒性體質者**（典型特徵：手腳冰冷）

【秋天中有哪些適合你的食材？】

類　別	食　材
五穀雜糧	米飯、地瓜、馬鈴薯
蔬　菜	蓮子、熟蓮藕、菱角、橄欖、油菜、落花生、栗子、冬瓜
水　果	芭樂、酪梨、紅棗、釋迦
肉類/海鮮	豬肉、豬肝、牛肉、牛肝、鵝肉、蝦、母鴨

秋天早餐

活絡養元地瓜餐

　　這份早餐能解傷寒積熱、消腫活絡。菱角具有安中補臟、解風濕積熱、改善筋骨痛等功效；油菜能健胃整腸、清肝解毒；釋迦具健胃、增強體力之功效。

材料

地瓜1條（約2／3飯碗的份量）、白米飯1／3碗、油菜1小把（約150公克）、菱角5粒（約100公克）、釋迦1個

調味料

壺底油適量

作法

1. 所有食材洗淨後，將油菜切段，菱角去外殼；地瓜連皮放進電鍋蒸熟。

2. 起一鍋滾水，放入油菜汆燙；菱角汆燙至全熟；將以上菜餚盛盤，淋上調味料；搭配地瓜、米飯與釋迦一同食用。

 時食養生祕訣

- ・中午12點過後，不宜吃地瓜。
- ・體弱虛寒的人，不適合吃糙米飯。
- ・蔬果內容，以根莖花果類為佳。
- ・二種蔬菜的烹調方式，以二種皆煮熟、或一生一熟為佳。
- ・進食順序為：先吃地瓜米飯，後吃蔬果。
- ・菱角生食有損陽氣，吃多了易造成男性萎莖。
- ・釋迦的糖分高，減肥及糖尿病友不宜多吃。

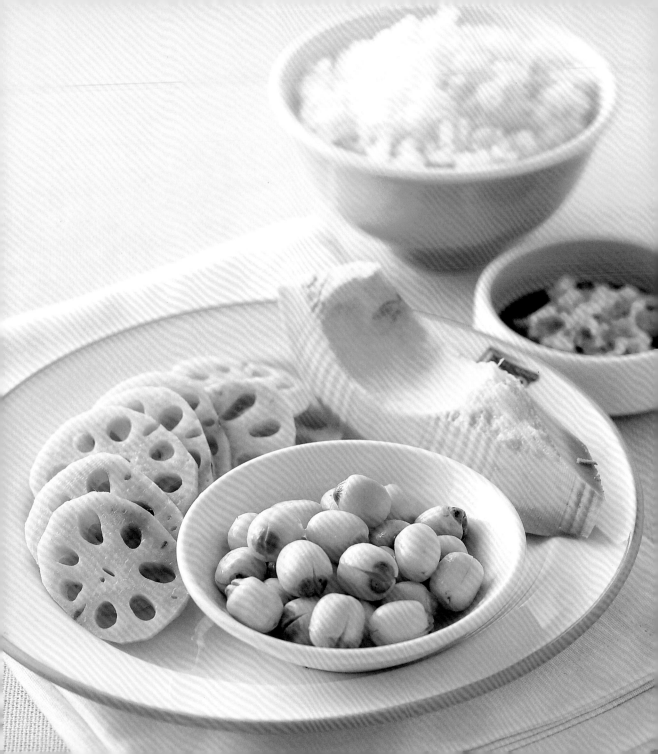

秋天午餐

美顏滋養餐

　　這道餐點能補中益氣、滋養氣血、養顏美容。蓮子能養心益腎；熟蓮藕能滋補生肌、補氣養血；酪梨具有養顏、滋養、美髮、抗衰老等功效。

材料

白米飯1碗、蓮藕1小段（約150公克）、蓮子15粒（約100公克）、酪梨1／4個（八至九分熟）

調味料

酪梨醬：酪梨肉1小片，切碎，加入適量的壺底油，拌勻即成。

作法

1. 所有食材洗淨後，蓮藕連皮切片；蓮子去心；酪梨去皮去籽備用。

2. 起一鍋滾水，放入蓮藕汆燙至八分熟；蓮子汆燙至全熟；將以上菜餚盛盤，淋上調味料；搭配米飯及酪梨一同食用。

時食養生祕訣

- 下午1點以後，不宜吃生菜。
- 大便燥結的人，不宜吃太多蓮子。
- 蓮藕八分熟：放入滾水後，等候30秒後撈起。

秋天午餐

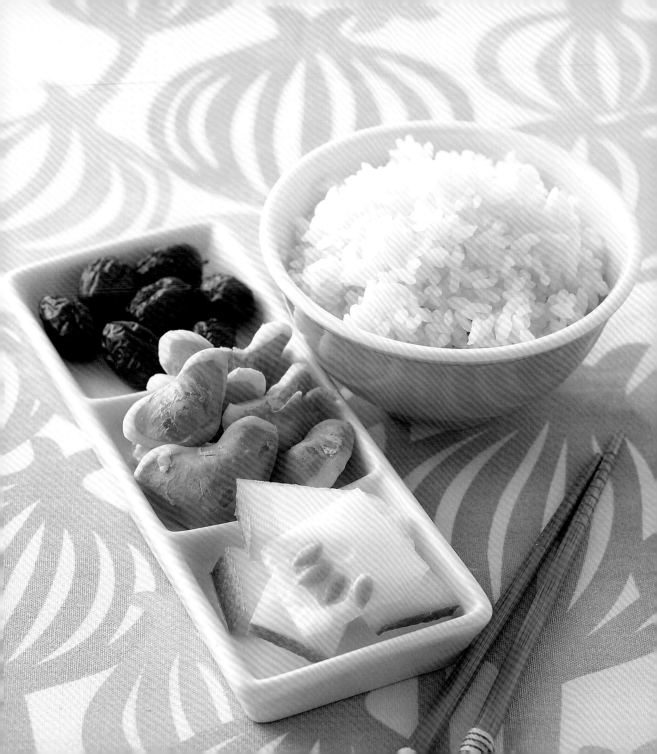

〔秋 天 晚 餐〕

袪風益氣餐

　　這道餐點能和胃益氣、鎮靜安神、改善頭痛。紅棗能益氣養血、安神；菱角能袪風濕、改善筋骨痛；冬瓜具有利尿、清熱、袪痰、以及改善頭痛等功效。

材料

白米飯1碗、菱角10粒（約100公克）、冬瓜1片（約150公克）、新鮮紅棗10粒

作法

1. 所有食材洗淨，冬瓜連皮切小塊；菱角剝去外殼備用。

2. 起一鍋滾水，放入冬瓜汆燙至八分熟；菱角汆燙至全熟；將以上菜餚盛盤，搭配米飯與連皮的紅棗一同食用。

（時食養生祕訣）

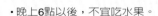

- 晚上6點以後，不宜吃水果。
- 生菱角吃太多的話，將有損男性雄風。
- 體質寒滯的人，冬瓜不宜多食。
- 冬瓜八分熟：放入滾水後，等候20秒後撈起。

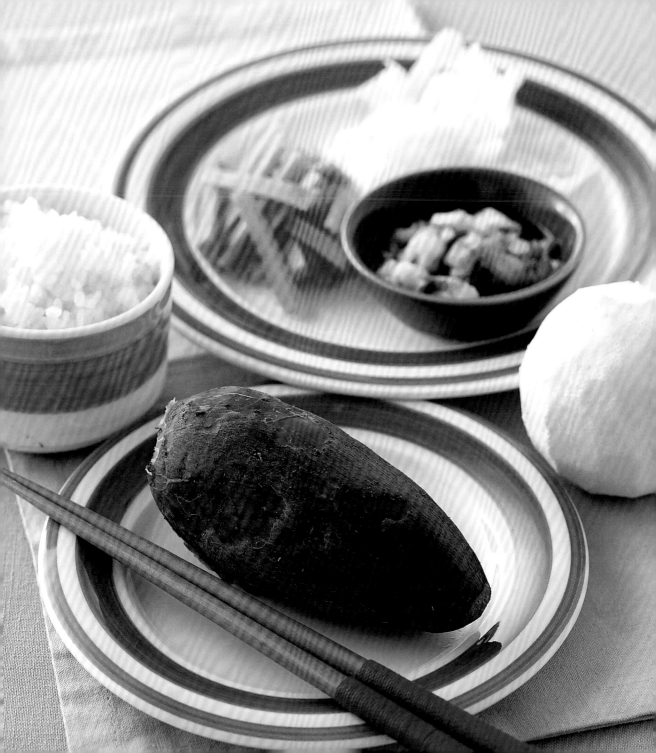

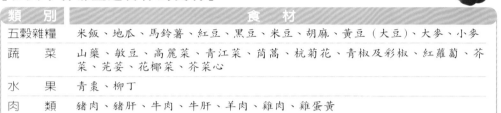

應用食譜一 **適合偏寒性體質者**（典型特徵：手腳冰冷）

【冬天中有哪些適合你的食材】

類　　別	食　　材
五穀雜糧	米飯、地瓜、馬鈴薯、紅豆、黑豆、米豆、胡麻、黃豆（大豆）、大麥、小麥
蔬　　菜	山藥、敏豆、高麗菜、青江菜、茼蒿、杭菊花、青椒及彩椒、紅蘿蔔、芥菜、芫荽、花椰菜、芥菜心
水　　果	青棗、柳丁
肉　　類	豬肉、豬肝、牛肉、牛肝、羊肉、雞肉、雞蛋黃

冬天早餐

溫補益腎地瓜餐

　　這份早餐能溫中健脾、益腎補腦。彩椒能消除胃脹氣，高麗菜具有健胃、益腎、壯骨、通經絡等功效；紅蘿蔔能明目、補血、安五臟；柳丁具消積、寬胸之功效。

材料

地瓜1條（約2／3飯碗的份量）、白米飯1／3碗、紅蘿蔔1個（約150公克）、高麗菜1／8顆（約200公克）、柳丁1個

調味料

柳丁醬：柳丁2小瓣，去膜衣，將果肉剝碎，加入適量的壺底油，拌勻即成。

作法

1. 所有材料洗淨後，紅蘿蔔去皮切絲，高麗菜撕片狀備用；柳丁去外皮，留下白色內皮；地瓜連皮放進預熱至180度的烤箱中，烤25分鐘。

2. 起一鍋滾水，放入紅蘿蔔絲汆燙至五分熟；高麗菜汆燙至七分熟；將菜餚盛盤，淋上調味料；搭配地瓜、米飯與柳丁一同食用。

時食養生祕訣
- 中午12點過後，不宜吃地瓜。
- 體弱虛寒的人，不適合吃糙米飯。
- 蔬果內容，以根莖花果類為佳。
- 二種蔬菜的烹調方式，以二種皆煮熟、或一生一熟為佳。
- 進食順序為：先吃澱粉類，後吃蔬果。
- 紅蘿蔔絲五分熟：放入滾水後，等候2～3秒後撈起。
- 高麗菜七分熟：放入滾水後，隨即撈起。

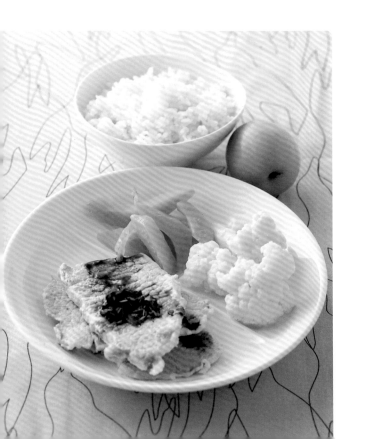

冬 天 午 餐

袪寒補益餐

　　這道餐點能補中益氣、強健脾胃。芥菜能袪除冷氣；花椰菜則具有強健脾胃及預防高血壓等功效；青棗能安神；芫荽具疏風散寒之功效。

材料

白米飯1碗、里肌豬肉薄片1～3片（約150公克）、芥菜心1塊（約150公克）、花椰菜1小顆（約150公克）、青棗1個

調味料

芫荽醬：芫荽1小把，洗淨並切碎，加入適量的壺底油，拌勻即成。

作法

1. 所有材料洗淨後，芥菜心去皮，切塊；花椰菜切成小朵備用。

2. 起一鍋滾水，放入芥菜心汆燙至七分熟；花椰菜汆燙至八分熟；豬肉片低溫煎熟；將菜餚盛盤後淋上調味料；搭配米飯與青棗一同食用。

時
食
養
生
祕
訣

- 下午1點以後，不宜吃生菜。
- 身體內熱、腎炎及尿毒症患者，不宜食用芥菜心。
- 芥菜心七分熟：放入滾水後，等候3～4秒後撈起。
- 花椰菜八分熟：放入滾水後，等候2～3秒後撈起。

（冬天晚餐）

健脾明目餐

　　這道晚餐能溫中健脾、明目、安五臟。彩椒能健脾胃、消除胃酸及胃脹氣；敏豆具明目、助瀉、消水腫等功效。

材料

白米飯1碗、敏豆1小把（約200公克）、
彩椒1個（約150公克）

作法

1. 所有材料洗淨後，敏豆去頭尾老絲切段；彩椒去籽切小塊備用。

2. 起一鍋滾水，放入敏豆汆燙至八分熟；彩椒汆燙至七分熟；將菜餚盛盤後，搭配米飯一同食用。

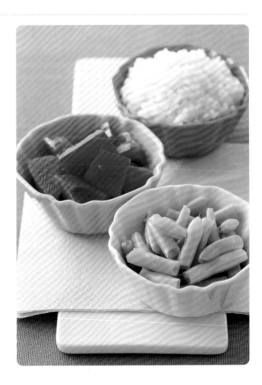

時食養生祕訣

- 晚上6點以後，不宜吃水果。
- 敏豆八分熟：放入滾水後，等候30秒後撈起。
- 彩椒七分熟：放入滾水後，等候10～15秒後撈起。

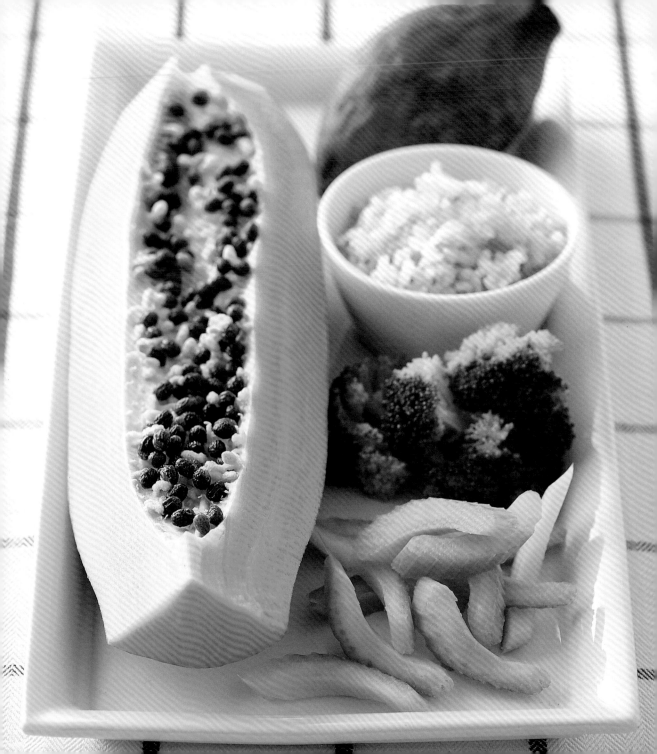

應用食譜二 **適合濕熱性體質者**（典型特徵：三高患者）

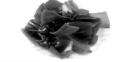

【春天中有哪些適合你的食材】

類　別	食　材
五穀雜糧	米飯、地瓜、馬鈴薯、玉米
蔬　菜	花椰菜、大頭菜、高麗菜、芥藍菜、大小白菜、青江菜、木耳、甜豆、豌豆、杜鵑花、炮仗花、萵苣、嫩莖萵苣、菠菜、紅鳳菜、木棉花、美人蕉花、紫菜、海帶、西洋芹、番茄、山葵、白蘿蔔
水　果	芭樂、木瓜、蓮霧、青棗、梅、茂谷柑、桶柑、椪柑、海梨、橘子、枇杷、草莓、桑椹、番茄
肉　類	豬肉、豬肝、牛肉、牛肝

 春 天 早 餐

降壓瘦身地瓜餐

　　這份早餐能平肝清熱並強健脾胃。花椰菜能預防高血壓，西洋芹則有降血壓、清腸、瘦身、並袪除風濕等功效。

材料

地瓜1條（約2／3飯碗的份量）、等量白米與糙米混合飯1／3碗、西洋芹1根（約100公克）、綠花椰菜1小塊（約250公克）、大型木瓜1／4個（成熟木瓜皮及籽可食用）

作法

1. 西洋芹洗淨切條，綠花椰菜洗淨並切小朵；木瓜連皮洗淨備用；地瓜洗淨後，放入預熱至180度的烤箱中烤25分鐘。

2. 起一鍋滾水，將綠花椰菜汆燙至三分熟後撈起備用；西洋芹生食即可。

3. 將作法2菜餚盛盤；烤熟之地瓜取出，配上混合飯及木瓜一同食用。

時 ・中午12點過後，不宜吃地瓜。

食 ・白飯與糙米飯的比例，可從9：1微調到5：5。

養 ・蔬果內容，以一種根莖花果類、配上一種葉菜類為佳。

生 ・二種蔬菜的烹調方式，以二種皆生食為佳。

祕 ・進食順序為：先吃蔬果，後吃地瓜米飯。

訣 ・花椰菜三分熟：放入滾水後，隨即撈起。

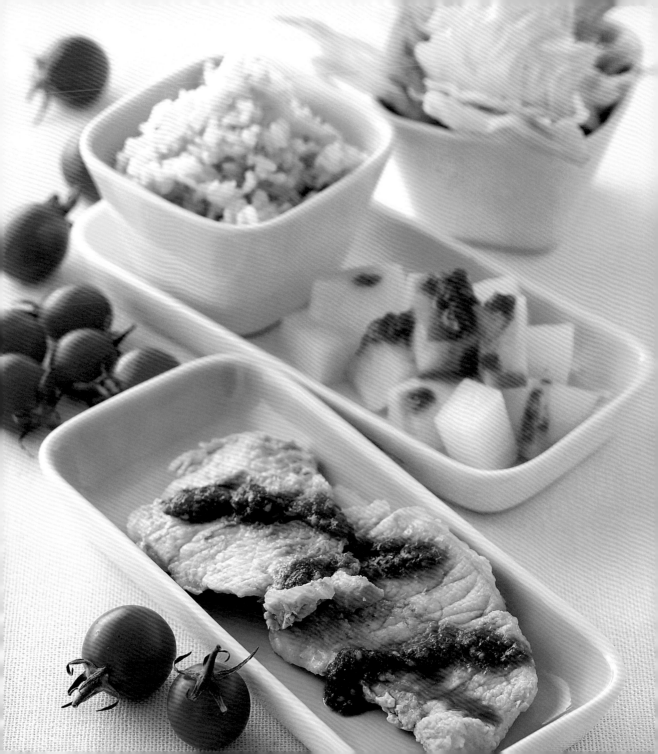

滋陰固髮餐

　　這道餐點能滋陰潤燥並且利五臟。萵苣能防止毛髮脫落、鞏固髮根並減少掉髮；白蘿蔔則有生津消渴、健胃、降血壓、消脂、化痰熱、改善頭痛等功效；番茄能降壓、抗癌、助消化。

材料

等量白米糙米混合飯1碗、里肌豬肉薄片1～3片（約50公克）、萵苣1小塊（約200公克）、白蘿蔔1截（約200公克）、小番茄10粒

調味料

新鮮番茄醬：小番茄2粒，切碎，加入少許壺底油，拌勻即成。

作法

1. 小番茄洗淨備用；萵苣洗淨撕片狀、白蘿蔔連皮洗淨切小塊備用。

2. 起一鍋滾水，放入白蘿蔔氽燙至五分熟後撈起；豬肉薄片低溫煎熟；萵苣可直接生食。

3. 將菜餚盛盤並淋上調味料；搭配混合飯，及連皮的小番茄一同食用。

時食養生祕訣

・脾胃寒滯及拉肚子的人，不宜多吃番茄。

・白蘿蔔五分熟：放入滾水後，等候1～2秒後撈起。

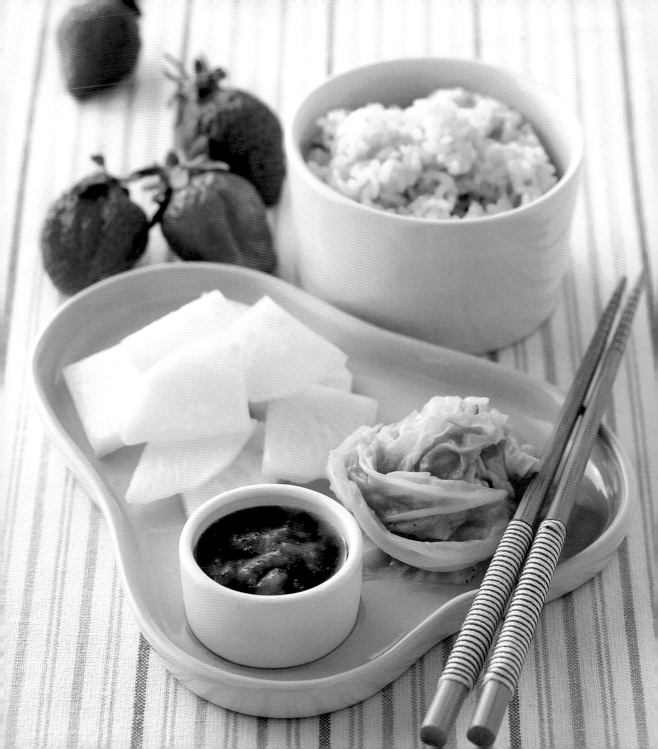

【春天晚餐】

瘦身清熱餐

　　這道晚餐能補中益氣、清熱消食。大頭菜能清熱止渴、涼血、通便、減肥；大白菜能解熱、消食、兼具減肥功效；草莓則能清熱潤肺、利尿、解酒、益氣養血。

材料

等量白米糙米混合飯1碗、大白菜半顆（約100公克）、大頭菜1小塊（約200公克）、草莓5粒

調味料

草莓醬：草莓1粒，切碎，加入少許壺底油，拌勻即成。

作法

1. 大頭菜洗淨去皮後切片、大白菜洗淨切段備用。

2. 起一鍋滾水，將大白菜汆燙至五分熟後撈起；大頭菜生食（亦可加味涼拌）亦可。

3. 將作法2菜餚盛盤後淋上調味料；搭配混合飯及草莓一同食用。

時食養生祕訣

- 晚上8點以後，不吃蔬果。
- 脾胃虛寒的人不宜吃太多草莓及大白菜。
- 大白菜五分熟：放入滾水後，隨即撈起。

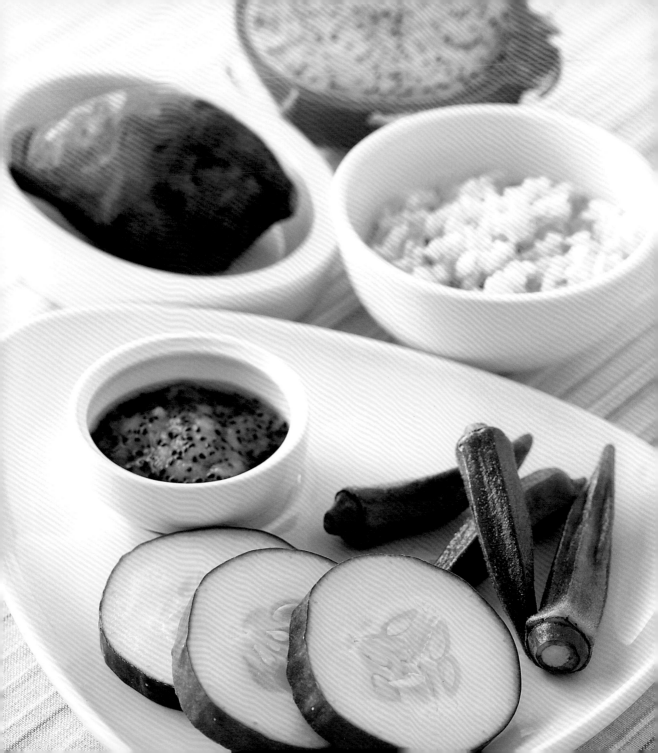

應用食譜二 適合濕熱性體質者（典型特徵：三高患者）

【夏天中有哪些適合你的食材】

類　別	食　材
五穀雜糧	米飯、地瓜、馬鈴薯、薏仁、綠豆
蔬　菜	四季豆、地瓜葉、空心菜、蒲瓜、蓮子、扶桑花、千日紅花、向日葵花、龍鬚菜、莧菜、梨瓜、蛇瓜、絲瓜、冬瓜、昭和草、蓮花、茉莉花、秋葵、藤川七、過貓、蘆筍、茭白筍、苦瓜、胡瓜、越瓜、龍葵、百合、茄子、蓮子心、曇花、火龍果花
水　果	鳳梨、葡萄、櫻桃、檸檬、百香果、李子、火龍果、西瓜、香瓜、香蕉、椰子水
肉類/海鮮	豬肉、豬肝、牛肉、牛肝、牡蠣（蚵仔或生蠔）

夏天早餐

美顏消腫地瓜餐

　　這道早餐能除熱渴、消腫、養顏。胡瓜能美膚、除熱、利尿、去水腫、消目赤、減緩咽喉痛；秋葵能改善惡瘡及癖腫、預防早洩及尿道炎、並可美膚養顏；火龍果具清熱涼血，潤肺止咳之功效。

材料

地瓜1條（約2／3飯碗的份量）、等量白米與糙米混合飯1／3碗、胡瓜1塊（約200克）、秋葵4～5支（約100公克）、火龍果1／2個

調味料

火龍果醬：火龍果1小片，去皮，果肉切碎，加入適量的壺底油，拌勻即成。

作法

1. 所有食材洗淨後，胡瓜連皮切片備用；地瓜連皮放進電鍋蒸熟。

2. 起一鍋滾水，放入秋葵汆燙至三分熟；胡瓜可直接生食；將以上菜餚盛盤，淋上調味料；搭配地瓜及混合飯，與火龍果一同食用。

時食養生祕訣

- 中午12點過後，不宜吃地瓜。
- 白飯與糙米飯的比例，可從9：1微調到5：5。
- 蔬果內容，以一種根莖花果類，配上一種葉菜類為佳。
- 二種蔬菜的烹調方式，以二種皆生食為佳。
- 進食順序為：先吃蔬果，後吃地瓜米飯。
- 腹瀉時改吃白米飯。
- 秋葵三分熟：放入滾水後，等候1～2秒後撈起。

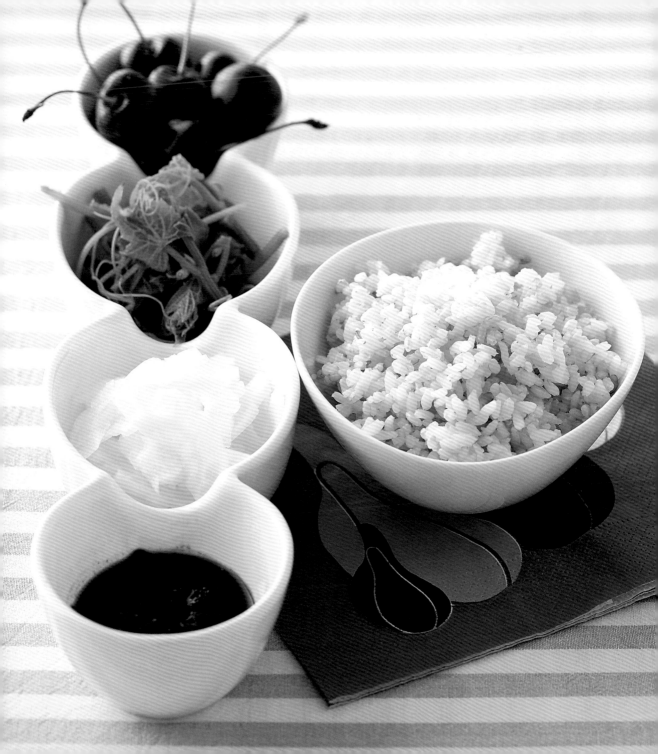

夏天午餐

降壓清心餐

　　這道餐點能利膈涼血、清心解毒、降血壓。櫻桃能美容養顏、改善壞血病、並預防動脈粥狀硬化；龍鬚菜能降血壓、除黃痰；苦瓜能滌熱降火、降血壓、可改善中暑，有助於改善早洩、對於糖尿病及壞血病亦有幫助。

材料

等量白米糙米混合飯1碗、苦瓜1段（約200公克）、龍鬚菜1小把（約150公克）、櫻桃10粒

調味料

櫻桃醬：櫻桃5粒，連皮去籽，將果肉切碎，加入適量的壺底油，拌勻即成。

作法

1. 苦瓜洗淨切薄片（苦瓜成熟籽可食）；龍鬚菜洗淨切段備用。

2. 起一鍋滾水，放入龍鬚菜汆燙至全熟；苦瓜可生食；將以上菜餚盛盤，淋上調味料；搭配混合飯及櫻桃一同食用。

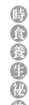

時食養生祕訣

・苦瓜籽能益氣壯陽，但體質寒的人不宜多食。

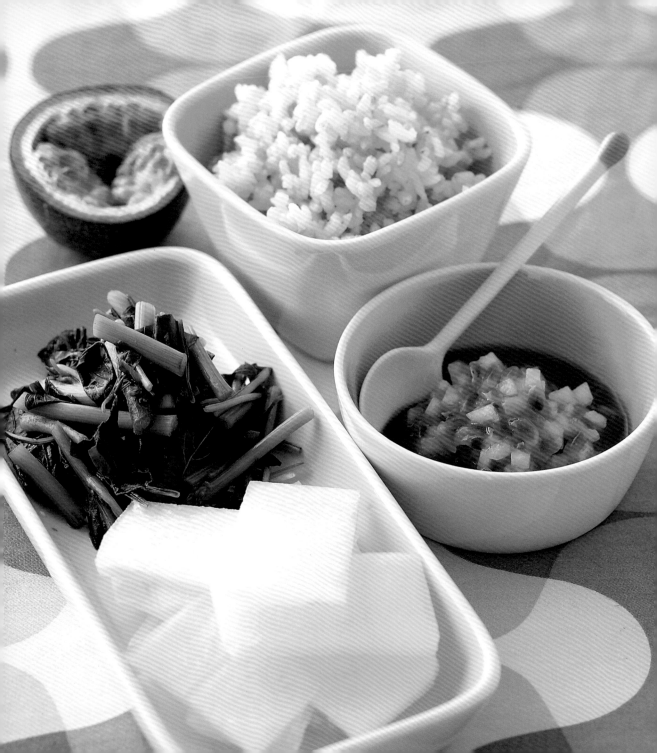

清熱瘦身餐

這道晚餐能清熱安神、消脂利尿。冬瓜能清熱益氣、利尿、袪頭痛、袪痰；紅莧菜能補血、清熱解毒、促進排洩；百香果能清腸通便、安神補血、生津、美膚、清油膩。

材料

等量白米糙米混合飯1碗、冬瓜1塊（約250公克）、紅莧菜1小把（約150公克）、百香果半個

調味料

百香果醬：百香果1個，去皮，取出果肉，加入適量的壺底油，拌勻即成。

作法

1. 所有材料洗淨後，冬瓜削皮去籽，切成片狀，莧菜切段備用。

2. 起一鍋滾水，放入莧菜汆燙至三分熟撈起；冬瓜可生食；將以上菜餚盛盤，淋上調味料；搭配米飯及百香果一同食用。

時食養生祕訣

- 晚上8點以後，不吃蔬果。
- 莧菜三分熟：放入滾水後，隨即撈起。

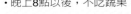

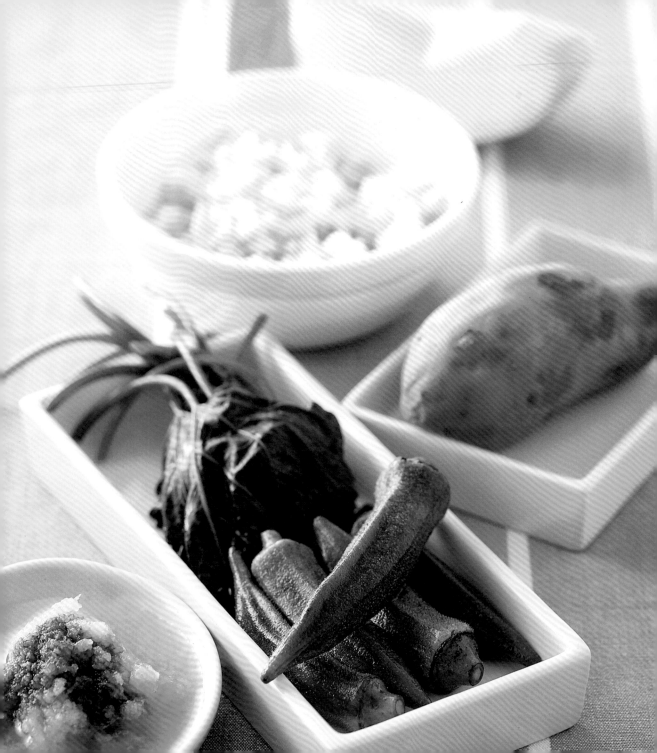

應用食譜二 **適合濕熱性體質者**（典型特徵：三高患者）

【秋天中有哪些適合你的食材】

類　別	食　材
五穀雜糧	米飯、地瓜
蔬　菜	蓮子、生蓮藕、菱角、橄欖、金針菜、仙草、薄荷、木芙蓉花、馬齒莧、荸薺、秋葵、菊花、地瓜葉、冬瓜
水　果	芭樂、酪梨、紅棗、蘋果、楊桃、梨子、愛玉、柚子、奇異果、柿子
肉類/海鮮	豬肉、豬肝、牛肉、牛肝、鵝肉、鵝蛋、公鴨、鴨蛋、蟹類

秋天早餐

消痔地瓜餐

　　這份早餐能清熱消痔、潤肺止咳。梨子能潤肺化痰、改善心煩及氣喘；地瓜葉能降低膽固醇、預防動脈硬化、改善痔瘡及便祕；秋葵具有通乳汁、美膚健骨、消惡瘡、改善尿道炎等功效。

材料

地瓜1條（約2／3飯碗的份量）、等量白米與糙米混合飯1／3碗、地瓜葉1小把（100～150公克）、秋葵5～10根（約150公克）、梨子1個

調味料

梨子醬：梨子1片，連皮切碎，加入適量的壺底油，拌勻即成。

作法

1. 地瓜葉洗淨後切段；秋葵洗淨；梨子連皮切小片備用；地瓜連皮放入電鍋蒸熟。

2. 起一鍋滾水，放入秋葵汆燙至五分熟；地瓜葉汆燙至三分熟撈起；將以上菜餚盛盤，淋上調味料；搭配地瓜、米飯，與連皮的梨子一同食用。

時食養生祕訣

- 中午12點過後，不宜吃地瓜。
- 白飯與糙米飯的比例，可從9：1微調到5：5。
- 蔬果內容，以一種根莖花果類、配上一種葉菜類為佳。
- 進食順序為：先吃蔬果，後吃地瓜米飯。
- 秋葵五分熟：放入滾水後，等候10秒後撈起；地瓜葉三分熟：放入滾水後，隨即撈起。

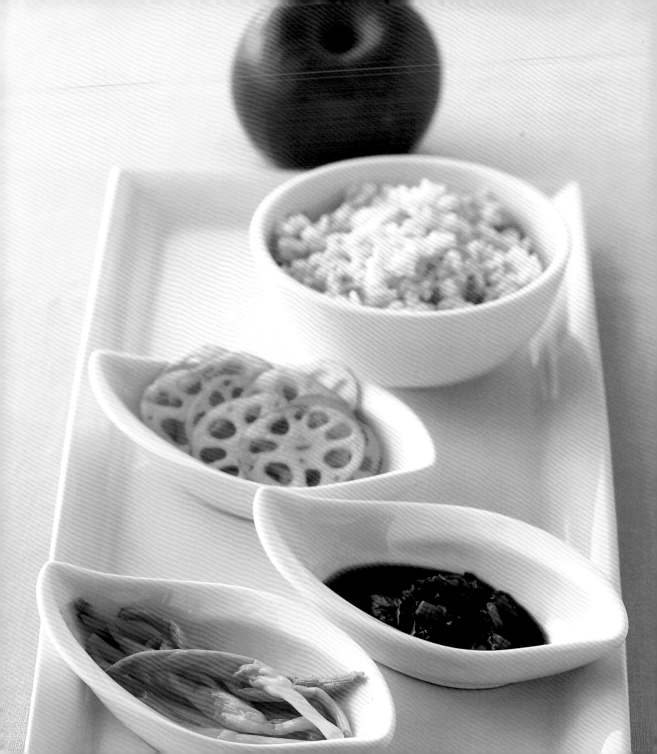

秋 天 午 餐

除熱消腫餐

　　這道餐點能清血管、利尿消腫。蘋果能除熱燥心煩；熟蓮藕能滋補生肌、養氣血；金針花具有強肝、補腦、安神忘憂、利尿消腫等功效。

材料

等量白米糙米混合飯1碗、乾金針花1小把（新鮮金針更好，約100公克）、蓮藕1小段（約150公克）、蘋果1個

調味料

金針醬：　金針花3朵，切碎，加入適量的壺底油，拌勻即成。

作法

1. 所有食材洗淨，蓮藕連皮切片，金針花泡軟備用，蘋果連皮備用。

2. 起一鍋滾水，放入金針汆燙至三分熟；蓮藕汆燙至五分熟撈起；將以上菜餚盛盤，淋上調味料；搭配米飯與蘋果一同食用。

時 食 養 生 祕 訣

· 脾腎陰虛的人，不宜吃太多金針花。

· 金針花三分熟：放入滾水後，隨即撈起；蓮藕五分熟：放入滾水後，等候10～15秒後撈起。

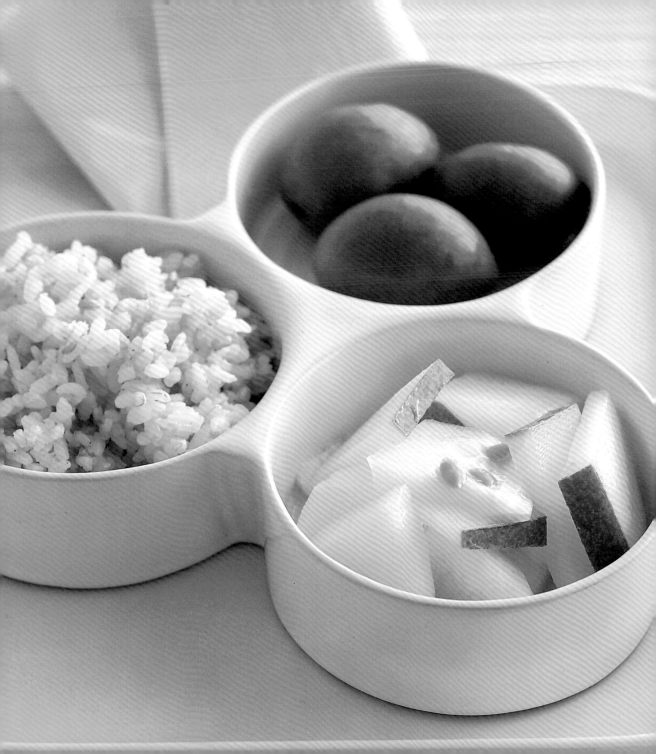

秋天晚餐

順氣解熱餐

這道餐點能清熱解毒、下氣消痰。冬瓜清熱；橄欖具有解毒、生津、健胃、改善咽喉痛等功效。

材料

等量白米糙米混合飯1碗、冬瓜1塊（約150公克）、醃漬橄欖3～10粒

作法

1. 冬瓜洗淨切小塊備用。

2. 起一鍋滾水，放入冬瓜汆燙至三分熟；橄欖直接可食；將以上菜餚盛盤，搭配米飯食用。

時食養生祕訣

· 晚上8點以後，不吃蔬果。

· 體質寒滯的人，不宜吃太多冬瓜。

· 冬瓜三分熟：放入滾水後，隨即撈起。

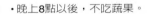

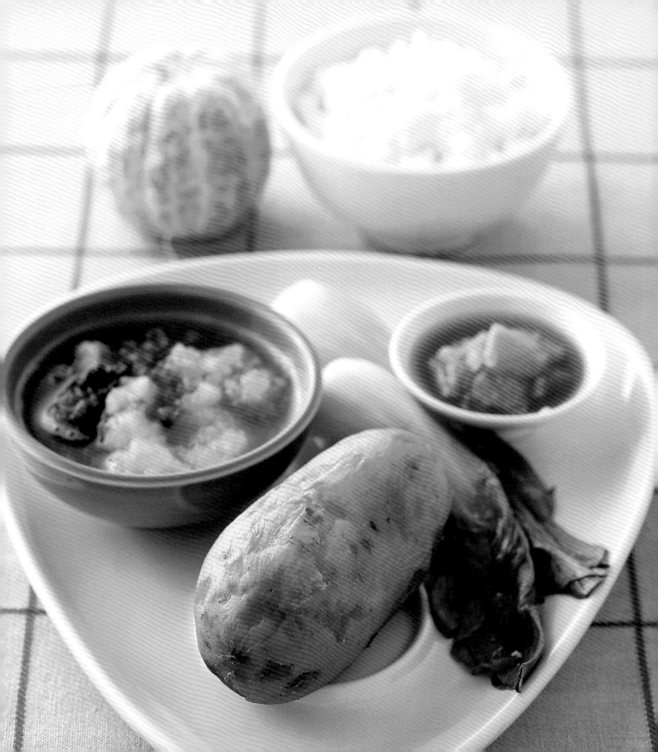

應用食譜二 **適合濕熱性體質者**（典型特徵：三高患者）

【冬天中有哪些適合你的食材】

類 別	食 材
五穀雜糧	米飯、地瓜、馬鈴薯、紅豆、黑豆、米豆、胡麻、胡麻油、黃豆（大豆）、粟米
蔬 菜	山藥、敏豆、高麗菜、青江菜、茼蒿、杭菊花、大白菜、菠菜、洛神、西洋芹、白蘿蔔、黃豆芽、花椰菜、芹菜、大頭菜
水 果	青棗、柳丁、橘子、椪柑、草莓、葡萄柚、白柚、甘蔗
肉 類	豬肉、豬肝、牛肉、牛肝、雞蛋黃、雞蛋清

（冬天早餐）

塑身清熱地瓜餐

　　這份早餐能去風邪熱氣、消脂、降血壓。青江菜能通腸胃、除熱、美膚；白蘿蔔具有消脂、降血壓、化痰熱、去風邪、袪頭疼等功效；橘子具清熱止渴、增強記憶力之功效。

材料

蒸地瓜1條（約2／3飯碗的份量）、白米飯1／3碗、青江菜1小把（約150公克）、白蘿蔔1塊（約150公克）、橘子1個

調味料

橘子醬：橘子2瓣，去膜衣，將果肉剝碎，加入適量的壺底油，拌勻即成。

作法

1. 所有材料洗淨，白蘿蔔磨泥備用；橘子去皮；地瓜連皮放進電鍋中蒸熟。

2. 起一鍋滾水，放入青江菜汆燙至五分熟；白蘿蔔泥可生食（或加入適量壺底油）；將菜餚盛盤後淋上調味料；搭配地瓜、米飯與橘子一同食用。

時食養生祕訣
- 中午12點過後，不宜吃地瓜。
- 可食用混合飯，且白飯與糙米飯的比例，可從9：1微調到5：5。
- 蔬果內容，以一種根莖花果類、配上一種葉菜類為佳。
- 二種蔬菜的烹調方式，以二種皆生食為佳，但葉菜類要汆燙再食用。
- 進食順序為：先吃蔬果，後吃地瓜米飯。
- 青江菜五分熟：放入滾水後，隨即撈起。

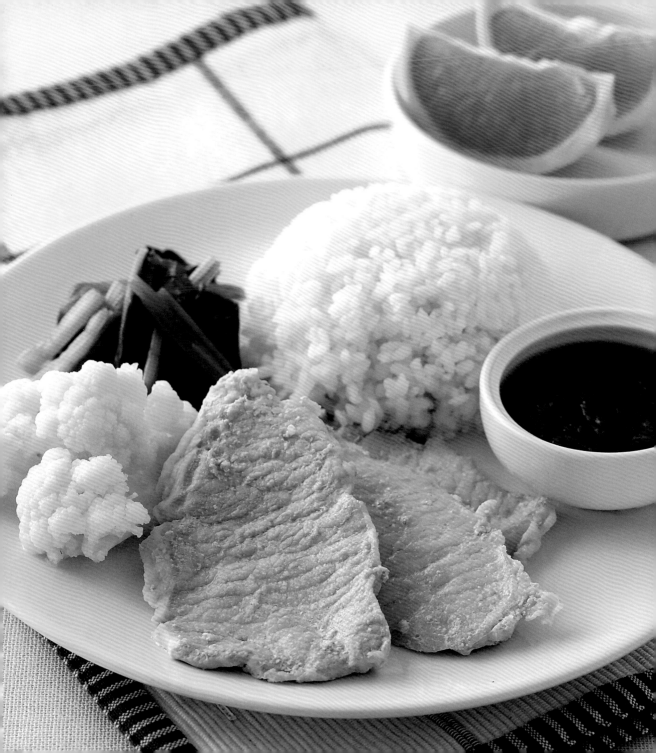

冬天午餐
助性減脂餐

　　這道餐點能利五臟、消食除油。菠菜能補血、活絡、潤燥療熱、幫助通便、並可提升性致；花椰菜能預防高血壓；葡萄柚能減脂除油、幫助消化、清熱健脾、並有助於降低膽固醇及血壓。

材料

白米飯1碗、里肌豬肉薄片1～3片（約150公克）、菠菜1小把（約150公克）、花椰菜1小顆（約150公克）、葡萄柚1／2個

調味料

葡萄柚醬： 葡萄柚1瓣，去膜衣，將果肉剝碎，加入適量的壺底油，拌勻即成。

作法

1. 所有材料洗淨後，菠菜切段，花椰菜切小朵備用。

2. 起一鍋滾水，放入菠菜汆燙至五分熟；花椰菜汆燙至三分熟；豬肉片低溫煎熟；將菜餚盛盤後淋上調味料；搭配米飯與葡萄柚一同食用。

時食養生祕訣

- 服用各類心血管藥物、降血脂藥物、鎮靜劑等藥物的人，忌食用葡萄柚。
- 菠菜根的營養價值比人參還高，但體弱虛寒的人不宜吃太多菠菜。
- 菠菜五分熟：放入滾水後，隨即撈起。
- 花椰菜三分熟：放入滾水後，隨即撈起。

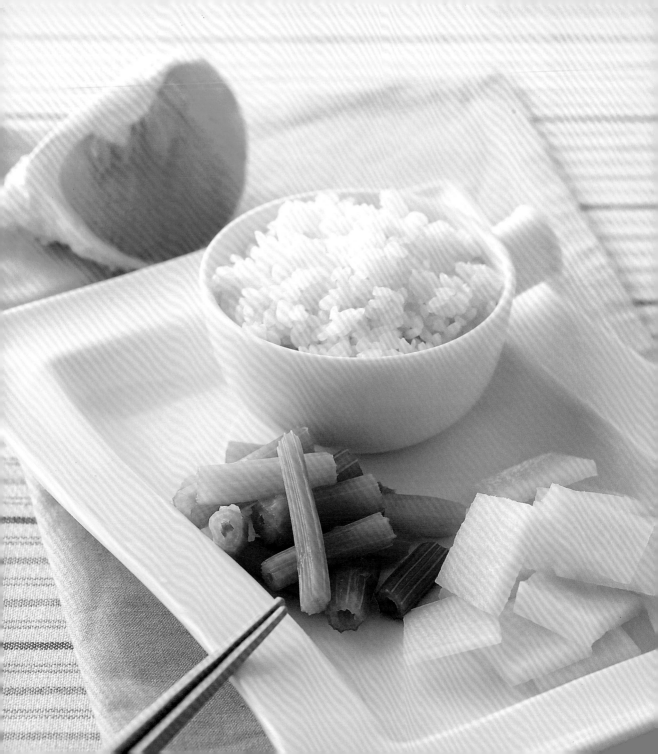

冬天晚餐

清熱降壓瘦身餐

　　這道餐點能平肝清熱、涼血降壓、幫助消化及排便。芹菜能解熱清腸、降血壓；大頭菜能涼血清熱、通利腸胃；白柚具有消食通便、開膈通氣、及清熱的功效。

材料

白米飯1碗、芹菜1小把（約150公克）、大頭菜1塊（約150公克）、白柚1／8個

作法

1. 所有材料洗淨後，芹菜摘除菜葉後切段，大頭菜去皮切小片備用。

2. 起一鍋滾水，放入芹菜汆燙至三分熟；大頭菜可生食；將菜餚盛盤，搭配米飯與白柚一同食用。

時食養生祕訣

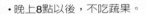

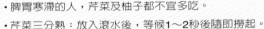

・晚上8點以後，不吃蔬果。

・脾胃寒滯的人，芹菜及柚子都不宜多吃。

・芹菜三分熟：放入滾水後，等候1～2秒後隨即撈起。

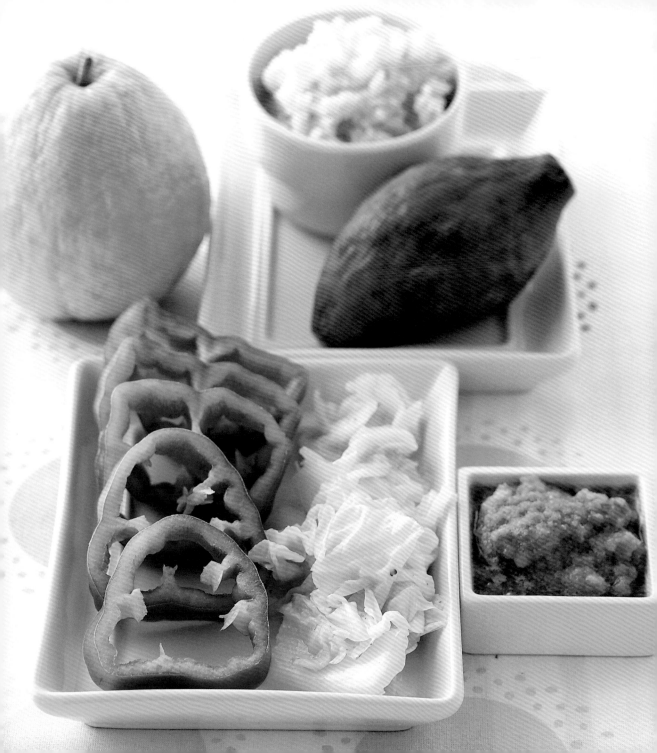

應用食譜三 **適合燥熱性體質者**（典型特徵：糖尿病友）

【**春天中有哪些適合你的食材**】

類　別	食　材
五穀雜糧	米飯、地瓜、馬鈴薯、玉米
蔬　菜	花椰菜、大頭菜、高麗菜、芥藍菜、大小白菜、青江菜、木耳、甜豆、豌豆、杜鵑花、炮仗花、萵苣、嫩莖萵苣、菠菜、紅鳳菜、木棉花、美人蕉花、紫菜、海帶、西洋芹、山葵、白蘿蔔、青椒、菜心
水　果	芭樂、木瓜、蓮霧、青棗、梅、茂谷柑、桶柑、椪柑、海梨、橘子、枇杷、草莓、桑椹、番茄
肉　類	豬肉、豬肝、牛肉、牛肝

春天早餐

生津瘦身地瓜餐

　　這道早餐能補中益氣、生津清熱、預防高血壓。青椒對於改善神經的功能有幫助；大白菜能助消化、通便、減肥；芭樂能抑制胃酸並含有豐富的維生素C，因此這份低熱量餐點對糖尿病患者頗有助益。

材料

地瓜1條（約100公克）、等量白米與糙米混合飯1／4碗（約50公克）、青椒1個、大白菜1／6顆（約150公克）、小型芭樂1個

調味料

芭樂醬： 芭樂1小片，將果肉磨細，加入少許壺底油，拌勻即成。

作法

1. 所有材料洗淨，大白菜切段、青椒橫切成圓形備用；地瓜洗淨連皮放進電鍋蒸熟。

2. 起一鍋滾水，大白菜汆燙至五分熟後撈起、青椒可直接生食，盛盤後，淋上調味料；搭配米飯、地瓜及芭樂一同食用。

（時食養生祕訣）

- 上午9點過後，不宜吃地瓜。
- 可食用白米與糙米混合飯，白飯與糙米飯的比例，可從9：1微調到5：5。
- 蔬果內容，以根莖花果類為佳，亦可使用葉菜類。
- 二種蔬菜的烹調方式，以二種皆生食為佳。
- 進食順序為：先吃蔬果，後吃地瓜米飯。
- 大白菜五分熟：放入滾水後，隨即撈起。

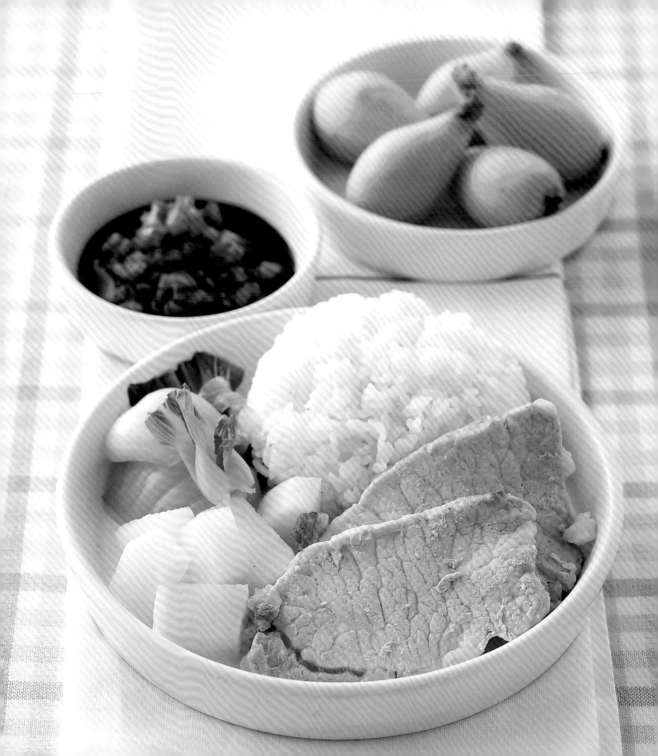

清熱除痰餐

這道餐點能清熱潤燥、生津、祛風邪。白蘿蔔能消渴、降血壓、消脂、並可改善喉頭作梗及倒嗓失音；青江菜能通利腸胃、祛除內熱、改善牙齦腫痛；枇杷能潤肺鎮咳、止渴下氣。

材料

白米飯1碗、里肌豬肉薄片2片（約50公克）、白蘿蔔1截（約200公克）、青江菜1小把（約200公克）、枇杷5粒

調味料

枇杷醬： 枇杷1粒去皮去籽，果肉切碎，加入適量的壺底油，拌勻即成。

作法

1. 所有材料洗淨後，白蘿蔔切小塊、青江菜切段備用。

2. 起一鍋滾水，放入白蘿蔔及青江菜，汆燙至三分熟撈起；豬肉薄片低溫煎熟；將以上菜餚盛盤後，淋上調味料；搭配米飯、枇杷一同食用。

時食養生祕訣

• 寒嗽痰濕者，枇杷不宜多吃。

• 白蘿蔔三分熟：放入滾水後，隨即撈起。

• 青江菜三分熟：放入滾水後，隨即撈起。

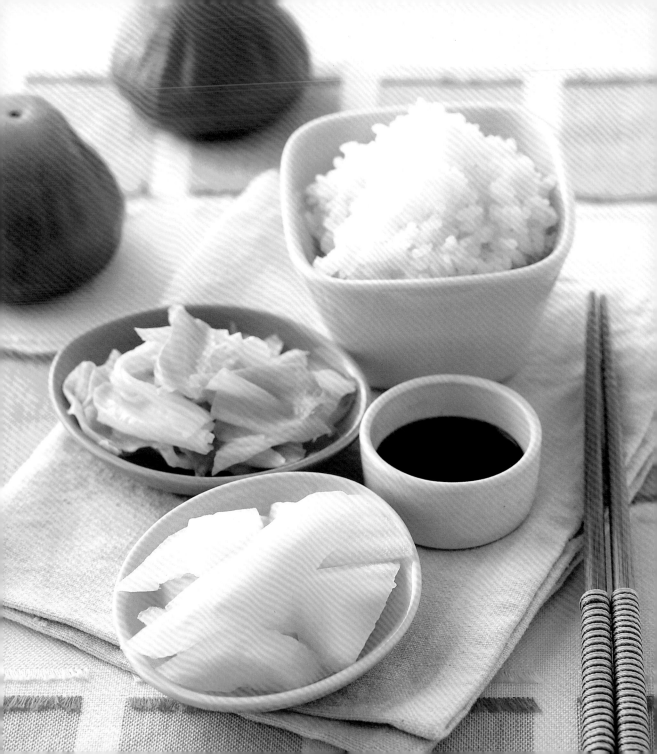

春天晚餐

補益瘦身餐

　　這道餐點能補中益氣、涼血清熱。高麗菜能益腎、通經絡、補腦髓、並有改善便祕及促進排便等功效。

材料

白米飯1碗、菜心1／6個（約150公克）、高麗菜1／8個（約200公克）、蓮霧2個

調味料

壺底油適量

作法

1. 菜心洗淨切小塊，高麗菜洗淨撕片狀備用。

2. 起一鍋滾水，放入高麗菜汆燙至三分熟後撈起，菜心可直接生食一同盛盤後，淋上調味料；搭配米飯與蓮霧一同食用。

時食養生祕訣

- 晚上6點過後，不宜進食。若能配合早睡早起，則改善效果更佳。
- 高麗菜三分熟：放入滾水後，隨即撈起。

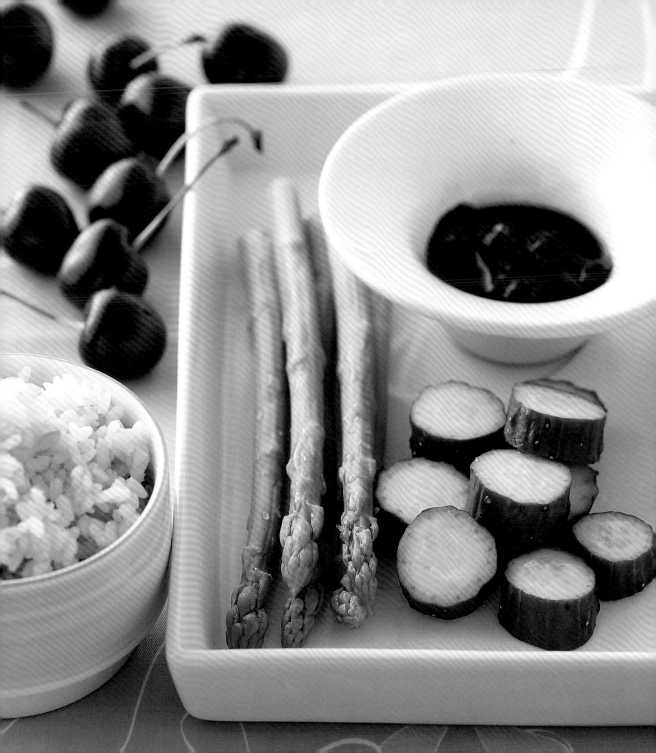

應用食譜三 **適合燥熱性體質者**（典型特徵：糖尿病友）

【夏天中有哪些適合你的食材】

類　別	食　材
五穀雜糧	米飯、地瓜、馬鈴薯、薏仁、綠豆
蔬　菜	四季豆、地瓜葉、空心菜、蒲瓜、蓮子、扶桑花、千日紅花、向日葵花、龍鬚菜、莧菜、梨瓜、蛇瓜、絲瓜、冬瓜、昭和草、蓮花、茉莉花、秋葵、藤川七、過貓、蘆筍、茭白筍、苦瓜、胡瓜、越瓜、龍葵、百合、茄子、蓮子心、曇花、火龍果花、小黃瓜、綠豆芽、竹筍
水　果	鳳梨、葡萄、櫻桃、檸檬、百香果、李子、火龍果、西瓜、香瓜、香蕉、椰子水
肉類/海鮮	豬肉、豬肝、牛肉、牛肝、牡蠣（蚵仔或生蠔）

〔夏天早餐〕

解熱除煩餐

　　這份早餐能補中益氣、清熱、除煩。蘆筍是糖尿病患者的好食物，能清熱解毒、潤肺、鎮咳、祛痰、降血壓、利水、除疲勞、防癌；小黃瓜能消渴、預防動脈硬化、改善壞血病；櫻桃具消除疲勞、改善壞血病之功效。

材料

等量白米糙米混合飯1碗、蘆筍5根（約150公克）、小黃瓜1條（約100公克）、櫻桃10粒

調味料

櫻桃醬：櫻桃2粒，去籽，將果肉切碎，加入適量的壺底油，拌勻即成。

作法

1. 蘆筍洗淨；小黃瓜洗淨後切滾刀塊備用。

2. 蘆筍及小黃瓜可直接生食，一同盛盤後，淋上調味料；搭配混合飯及櫻桃一同食用。

 時食養生祕訣

- 白飯與糙米飯的比例，可從9：1微調到5：5。
- 蔬果內容，以根莖花果類為佳，亦可使用葉菜類。
- 二種蔬菜的烹調方式，以二種皆生食為佳。
- 進食順序為：先吃蔬果，後吃澱粉類。
- 糖尿病友忌吃鳳梨、香蕉。
- 25度以上不吃肉類，可吃蚵仔或生蠔。

夏 天 午 餐
寧神清熱餐

　　這道餐點能寧心安神、改善虛勞骨蒸。百合能潤肺、止咳、改善驚悸及心煩；李子能生津、利尿、清肝、並可改善虛勞；地瓜葉能促進腸胃蠕動、預防便祕、降低膽固醇、預防動脈硬化。

材料

米飯1碗、新鮮百合20片、地瓜葉1小把（約150公克）、漬李子2粒

作法

1. 地瓜葉洗淨切段；百合洗淨備用。

2. 起一鍋滾水，放入百合汆燙至全熟；地瓜葉汆燙；將以上菜餚盛盤；搭配米飯及李子一同食用。

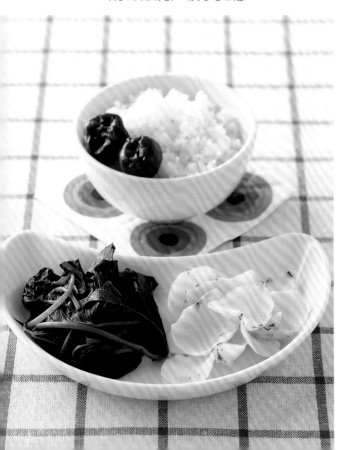

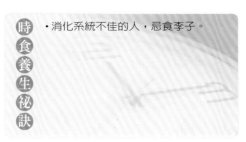

時食養生祕訣　・消化系統不佳的人，忌食李子。

夏天晚餐

消暑潤燥餐

　　這道餐點能消暑清熱、潤五臟、改善疲勞及精神困倦。竹筍能消渴、化痰、潤腸通便、促進腸胃蠕動並幫助消化；綠豆芽和香瓜具利三焦等功效。

材料
白米飯1碗、竹筍1個（約150公克）、綠豆芽1小把（約150公克）、香瓜1個

調味料
壺底油適量

作法
1. 竹筍及綠豆芽洗淨備用；香瓜連皮切片（籽可食用）。

2. 起一鍋滾水，放入竹筍汆燙全熟後，撈起放涼，去皮並切塊；綠豆芽汆燙；將以上菜餚盛盤，淋上調味料；搭配米飯及連皮香瓜一同食用。

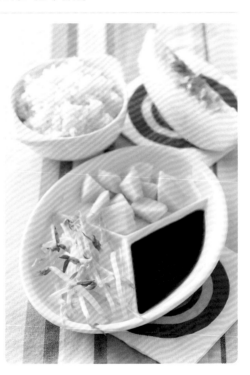

時食養生祕訣
・腹瀉的人不宜吃太多竹筍。

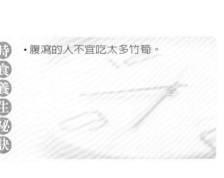

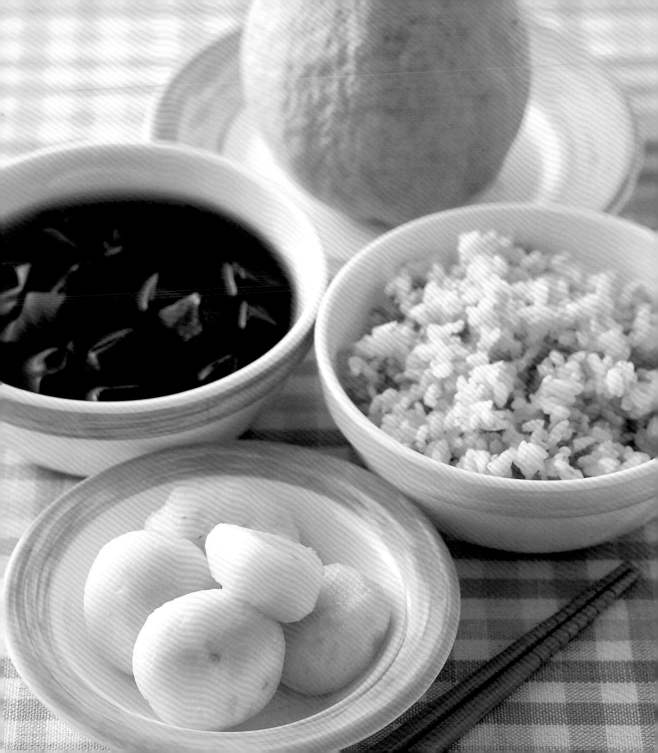

應用食譜三 **適合燥熱性體質者**（典型特徵：糖尿病友）

【秋天中有哪些適合你的食材】

類　別	食　材
五穀雜糧	米飯、地瓜
蔬　菜	蓮子、生蓮藕、菱角、橄欖、金針菜、仙草、薄荷、木芙蓉花、馬齒莧、荸薺、秋葵、菊花、冬瓜
水　果	芭樂、酪梨、紅棗、蘋果、楊桃、梨子、愛玉、柚子、奇異果、柿子、檸檬
肉類/海鮮	豬肉、豬肝、牛肉、牛肝、鵝肉、鵝蛋、公鴨、鴨蛋、蟹類

秋天早餐

清涼降壓餐

　　這份早餐能清涼解熱、降血壓、袪除臟腑熱毒。荸薺能清熱解毒、幫助消化、袪濕化痰；仙草具有消暑、降血壓等功效；芭樂甜度低具養顏美容等功效。

材料

等量白米糙米混合飯1碗、荸薺5粒（約100公克）、仙草1小塊（約150公克）、小型芭樂1個、砂糖適量

作法

1. 所有食材洗淨，荸薺去皮；仙草切小塊，加水後，放入砂糖攪拌，放涼備用。

2. 荸薺盛盤，仙草另外裝盛，並加入糖水；搭配混合飯及芭樂一同食用。

時食養生祕訣

- 白飯與糙米飯的比例，可從9：1微調到5：5。
- 蔬果內容，以根莖花果類為佳，亦可使用葉菜類。
- 蔬菜的烹調方式，以生食為佳。
- 進食順序為：先吃蔬果，後吃澱粉類。
- 肝硬化患者不宜食用仙草。

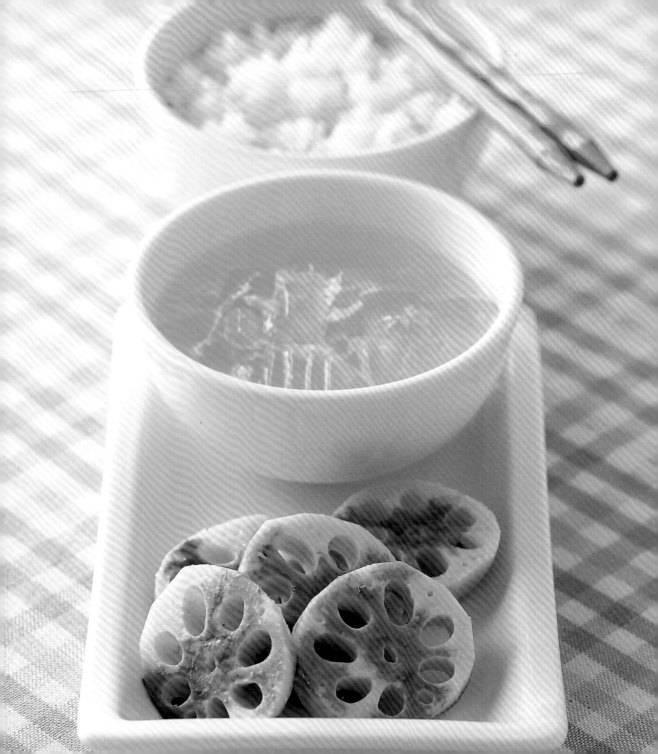

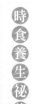

秋天午餐
消暑潤肺餐

　　這道午餐能消暑解熱、生津、潤肺止咳、清血管。愛玉能消暑解熱、生津止咳；生蓮藕具化瘀、清血管等功效；檸檬具養顏清熱、消脂之功效。

材料
白米飯1碗、蓮藕1小段（約150公克）、愛玉1小塊（約150公克）、檸檬半個、黃砂糖適量

調味料
檸檬醬： 檸檬半個，挖出果肉後，加入適量的壺底油，拌勻即成。

作法
1. 蓮藕連皮洗淨並切片；愛玉略切小塊備用，加水後，放入砂糖攪拌，放涼備用。

2. 蓮藕生食盛盤，淋上調味料；愛玉另外裝盛，加上糖水、檸檬汁及果肉；搭配米飯及一同食用。

時食養生祕訣
・胃腸虛寒的人，愛玉不宜多食。

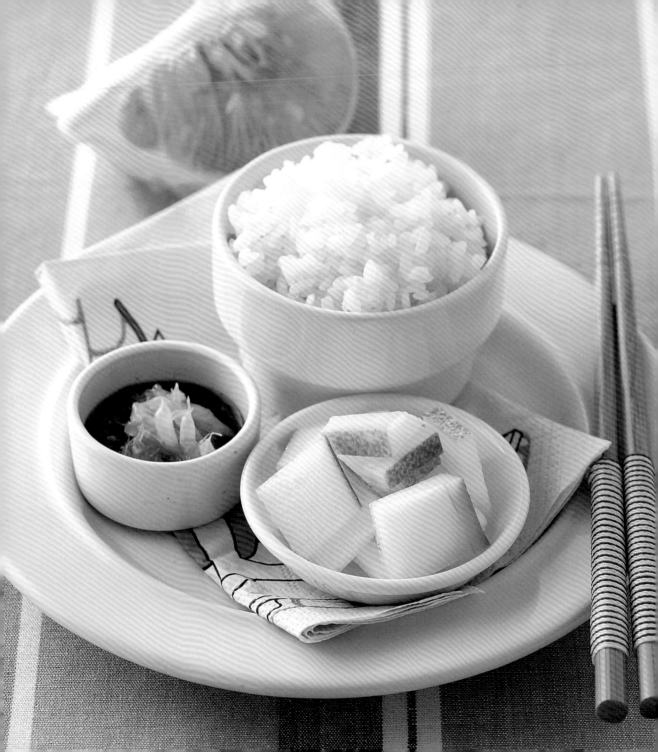

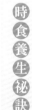

秋天晚餐

清熱開膈餐

　　這道餐點能清熱消暑、開膈通氣。冬瓜能清熱、利尿、祛頭疼；柚子的果肉能開膈通氣、幫助消化及排便、並有助於醒酒。

材料
白米飯1碗、冬瓜1塊（約150公克）、柚子1／4個

調味料
柚子醬： 柚子肉1小塊，將果肉剝碎，加入適量的壺底油，拌勻即成。

作法
1. 冬瓜連皮洗淨去籽，切小塊備用。
2. 將冬瓜直接盛盤，淋上調味料；搭配米飯及柚子肉一同食用。

時食養生祕訣
・體質寒滯的人，忌食柚子肉。

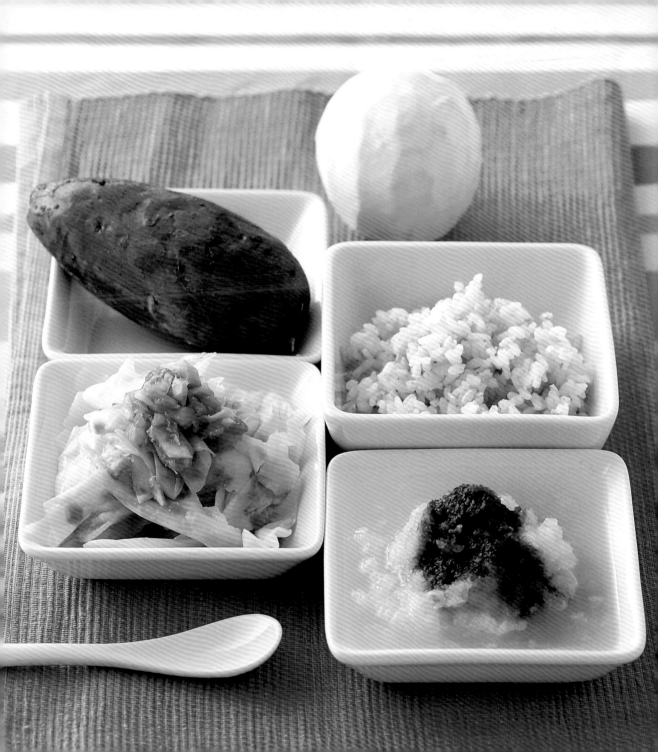

應用食譜三 **適合燥熱性體質者**（典型特徵：糖尿病友）

【冬天中有哪些適合你的食材】

類　別	食　材
五穀雜糧	米飯、地瓜、馬鈴薯、紅豆、黑豆、米豆、胡麻、胡麻油、黃豆（大豆）、粟米
蔬　菜	山藥、敏豆、高麗菜、青江菜、茼蒿、杭菊花、大白菜、菠菜、西洋芹、白蘿蔔、黃豆芽、青椒、洛神花
水　果	青棗、柳丁、橘子、椪柑、草莓、葡萄柚、白柚、甘蔗
肉　類	豬肉、豬肝、牛肉、牛肝、雞蛋黃、雞蛋清

〔冬天早餐〕

祛熱消渴地瓜餐

　　這份早餐能健胃、消渴、祛風邪熱氣。高麗菜能健胃、壯骨、幫助消化及排便；白蘿蔔能消渴、清熱化痰；柳丁則具有舒緩胸悶、潤喉、幫助醒酒等功效。

材料

地瓜1條（約100公克）、等量白米糙米混合飯1／3碗（約50公克）、高麗菜1／8顆（約150公克）、白蘿蔔1塊（約150公克）、柳丁1個

調味料

柳丁醬：柳丁2小瓣，去膜衣，將果肉剝碎，加入適量的壺底油，拌勻即成。

作法

1. 所有材料洗淨後，高麗菜撕片狀，白蘿蔔磨泥備用；柳丁去外皮，留下白色內皮；地瓜連皮放進電鍋蒸熟。

2. 起一鍋滾水，放入高麗菜氽燙至三分熟；白蘿蔔泥直接食用（或加入適量壺底油）；將菜餚盛盤後淋上調味料；搭配地瓜、混合飯與柳丁一同食用。

時食養生祕訣

- 上午9點過後，不宜吃地瓜。
- 可食用白米與糙米混合飯，白飯與糙米飯的比例，可從9：1微調到5：5。
- 蔬果內容，以根莖花果類為佳，亦可使用葉菜類。
- 二種蔬菜的烹調方式，以二種皆生食為佳。
- 進食順序為：先吃蔬果，後吃地瓜米飯。
- 高麗菜三分熟：放入滾水後，隨即撈起。

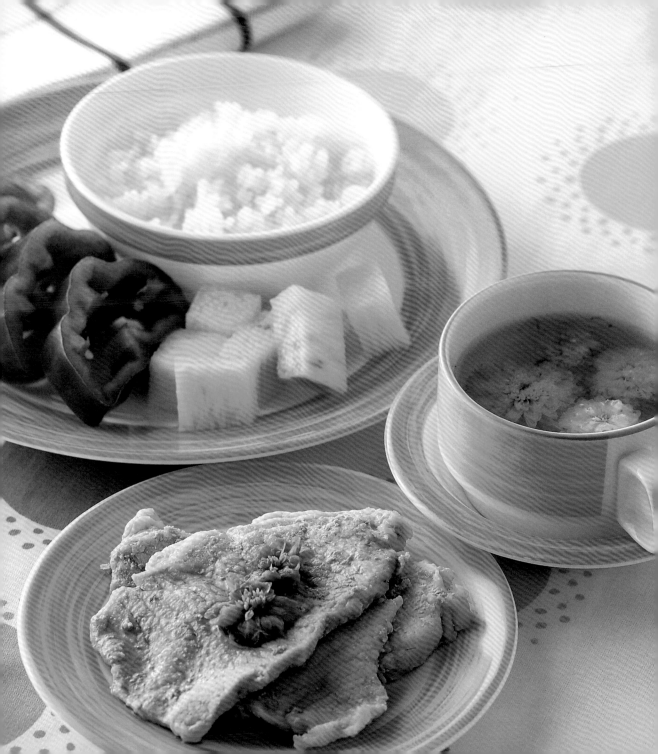

冬天午餐
滋陰養腎抗老餐

　　這道餐點能養腎、滋陰、清熱明目。山藥能補中益氣、抗衰老、滋陰、養腎；青椒能抗老美白、並有助於改善腎囊腫脹及神經痛；杭菊花具有清熱、明目、袪風寒、除頭眩腫痛等功效。

材料

白米飯1碗、里肌豬肉薄片1〜3片（約150公克）、山藥1段（約150公克）、青椒1個、杭菊花5朵

調味料

菊醬：乾菊花瓣少許，切碎，加入適量的壺底油，拌勻即成。

作法

1. 所有材料洗淨後，青椒橫切去籽，成小圈狀；山藥去皮切小塊備用。

2. 起一鍋滾水，放入山藥汆燙至五分熟；青椒可生食；豬肉片低溫煎熟，將菜餚盛盤後淋上調味料；杭菊花放入杯中，以滾水沖泡成菊花茶；搭配米飯一同食用。

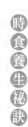

時食養生祕訣

• 山藥五分熟：放入滾水後，等候30秒後撈起。

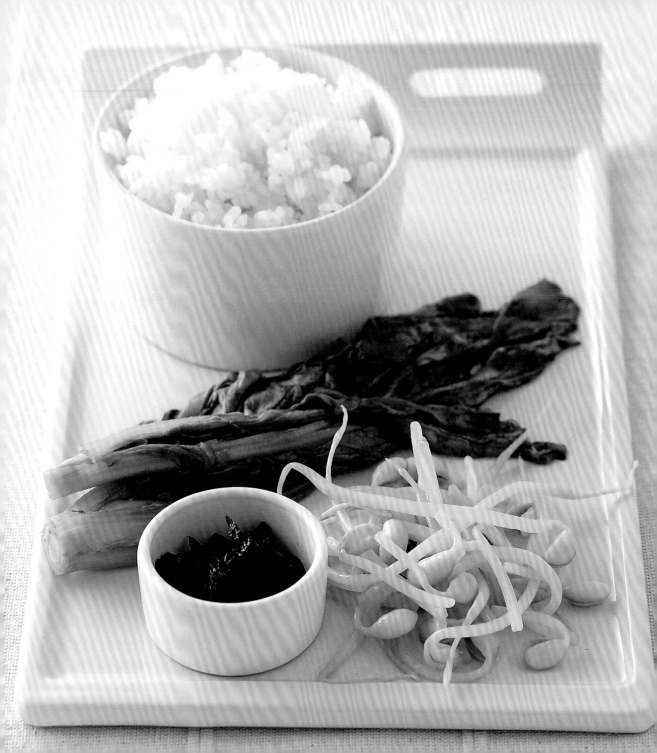

【冬天晚餐】

安眠清熱餐

　　這道餐點能清熱利氣、安眠、降血壓。洛神花能降血壓；茼蒿菜具溫脾胃、安眠、通便、化痰利氣等功效。

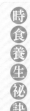

材料

白米飯1碗、茼蒿菜1小把（約150公克）、黃豆芽1小把（約150公克）

調味料

洛神花醬：洛神花2朵，切碎，加入適量的壺底油，拌勻即成。

作法

1. 茼蒿去除尾端並洗淨，黃豆芽洗淨備用。

2. 起一鍋滾水，放入黃豆芽汆燙至五分熟；茼蒿汆燙；將菜餚盛盤後淋上調味料；搭配米飯食用。

時食養生祕訣

・黃豆芽五分熟：放入滾水後，等候1～2秒後撈起。

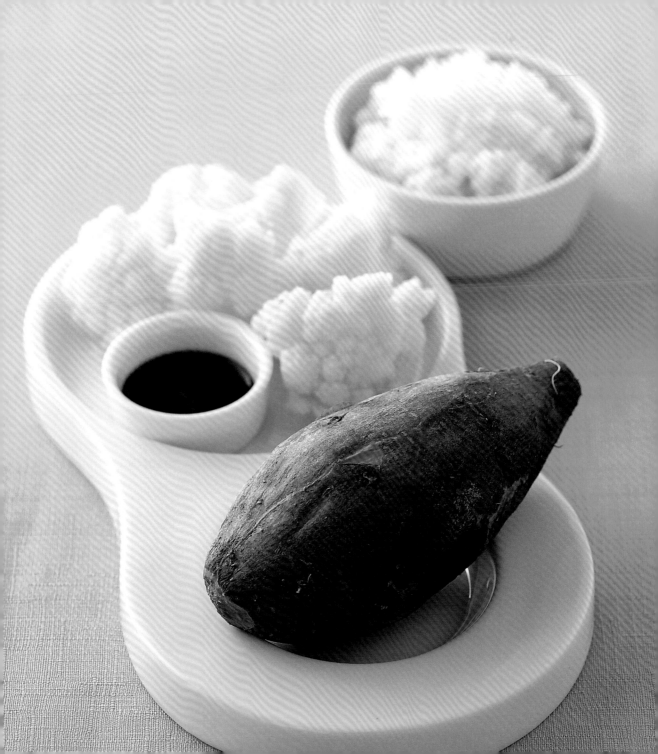

應用食譜四 **適合偏濕性體質者**（典型特徵：容易腹瀉）

【春天中有哪些適合你的食材】

類　　別	食　　材
五穀雜糧	米飯、地瓜、馬鈴薯、玉米
蔬　　菜	花椰菜、大頭菜、高麗菜、芥藍菜、大小白菜及青江菜、木耳、甜豆、豌豆、杜鵑花、炮仗花、辣椒、油菜、洋蔥、青椒及彩椒
水　　果	芭樂、木瓜、蓮霧、青棗、梅、金柑桔
肉　　類	豬肉、豬肝、牛肉、牛肝、羊肉

【春天早餐】

健脾抗癌地瓜餐

　　這份早餐能補中益氣、強健脾胃。白米飯能補充元氣，花椰菜則具有抗癌、強健脾胃及預防高血壓等功效。

材料
地瓜1條（約2／3飯碗的份量）、白米飯1／3碗、花椰菜1小顆（約150公克）

調味料
壺底油少許

作法
1. 花椰菜洗淨切小朵備用；將地瓜洗淨連皮放入預熱180度的烤箱，烤25分鐘。
2. 起一鍋滾水，放入花椰菜汆燙至八分熟後取出，盛盤並淋上調味料；配上地瓜和米飯一同食用。

時食養生祕訣
- 中午12點過後，不宜吃地瓜。
- 慢性腹瀉者不適合吃糙米飯。
- 容易腹瀉者，每餐限用一種蔬菜。
- 蔬果內容，以根莖花果類為佳。
- 蔬菜的烹調方式，以煮熟為佳。
- 進食順序為：先吃地瓜米飯，後吃蔬果。
- 花椰菜八分熟：放入滾水後，等候3～4秒後撈起。

春 天 午 餐

整腸益氣餐

這道餐點能夠和中益氣、整腸健脾、補腦髓、通經絡、安神補血。甜豆能健壯齒骨、能提升性致增添情趣。

材料

白米飯1碗、牛肉片2片（約50公克）、甜豆10夾、脆梅3粒、黑胡椒少許

作法

1. 甜豆洗淨備用。

2. 起一鍋滾水，放入甜豆汆燙至全熟後撈起；低溫煎牛肉（熟度視個人喜好），灑上黑胡椒，將以上菜餚盛盤，搭配米飯及脆梅一同食用。

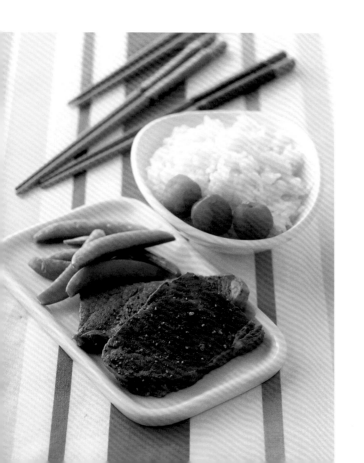

時食養生祕訣

• 氣溫20度以下可選用牛肉。

• 下午1點過後，不吃生菜及水果。

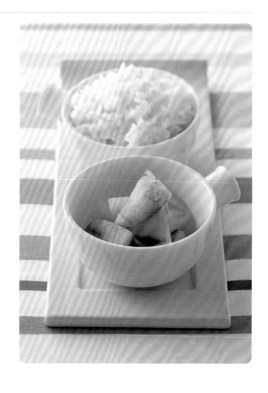

春天晚餐
生肌健骨餐

　　這份晚餐能整腸健胃、生肌健骨、兼具安定心神的功效。大頭菜能通利腸胃，白米飯則有安神益氣的作用。

材料
白米飯1碗、大頭菜1小塊（約150公克）

調味料
壺底油少許

作法
1. 大頭菜洗淨去皮並切成小塊備用。
2. 起一鍋滾水，放入大頭菜汆燙至全熟後，撈起盛盤，淋上調味料；配米飯食用。

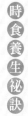

時食養生祕訣
・細嚼慢嚥，少量多餐，有助於消化。

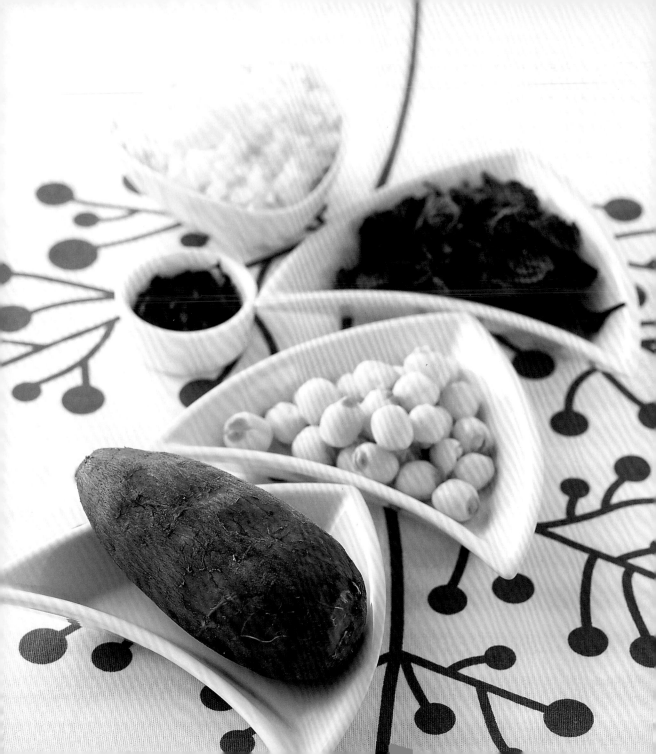

應用食譜四 **適合偏濕性體質者**（典型特徵：容易腹瀉）

【夏天中有哪些適合你的食材】

類　　別	食　　材
五穀雜糧	米飯、地瓜、馬鈴薯
蔬　　菜	四季豆、地瓜葉、空心菜、蒲瓜、蓮子、扶桑花、千日紅花、向日葵花、九層塔、紫蘇、夏南瓜、艾草、薑、玫瑰花、菜豆
水　　果	鳳梨、葡萄、櫻桃、檸檬、百香果、李子、水蜜桃、釋迦、荔枝、龍眼、芒果、桃子
肉類/海鮮	豬肉、豬肝、牛肉、牛肝、牡蠣（蚵仔或生蠔）

〔 夏 天 早 餐 〕

滋補地瓜餐

　　這道早餐能補中益氣、滋補美容。紫蘇能安神、舒壓、袪除冷氣、滋補美容、並有助安胎；蓮子能養心益腎、瘦身、抗衰老、並有固精補虛的功效。

材料

地瓜1條（約2 / 3飯碗的份量）、白米飯1 / 3飯碗、紫蘇1小把（約200公克）、蓮子20粒

調味料

紫蘇醬：紫蘇5葉，切碎，加入適量的壺底油，拌勻即成。

作法

1. 蓮子洗淨去心備用；紫蘇洗淨備用；地瓜洗淨連皮放入電鍋蒸熟。

2. 起一鍋滾水，放入紫蘇汆燙至七分熟；蓮子汆燙至全熟；將以上菜餚盛盤，淋上調味料；搭配地瓜、米飯一同食用。

  時食養生祕訣

- ·中午12點過後，不宜吃地瓜。
- ·不適合吃糙米飯。
- ·每餐限用一種蔬菜。
- ·蔬果內容，以根莖花果類為佳。
- ·二種蔬菜的烹調方式，以二種皆煮熟為佳。
- ·進食順序為：先吃地瓜米飯，後吃蔬果。
- ·紫蘇七分熟：放入滾水後，隨即撈起。

夏 天 午 餐
疏風袪濕餐

　　這道餐點能補血益氣、消熱除煩。葡萄能補血益氣、醒酒、消脹；蒲瓜能消熱、除煩、潤心肺；九層塔有疏風行氣、袪濕、壯腰骨等功效。

材料

白米飯1碗、蒲瓜1塊（約150公克）、九層塔1小把（約150公克）、葡萄10粒

作法

1. 蒲瓜洗淨連皮切成小塊；九層塔洗淨後摘小葉備用。

2. 起一鍋滾水，放入蒲瓜汆燙至八分熟；九層塔汆燙至七分熟；將以上菜餚盛盤；搭配米飯及連皮的葡萄一同食用。

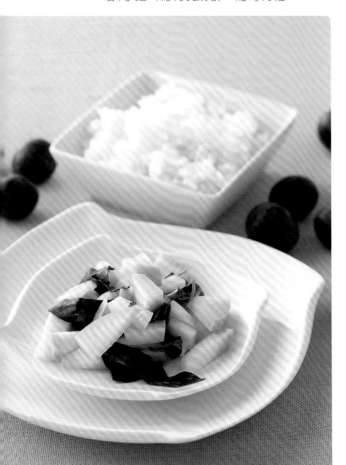

時食養生祕訣

- 下午1點過後，不吃生菜及水果。
- 蒲瓜八分熟：放入滾水後，等候10秒後撈起。
- 九層塔七分熟：放入滾水後，隨即撈起。

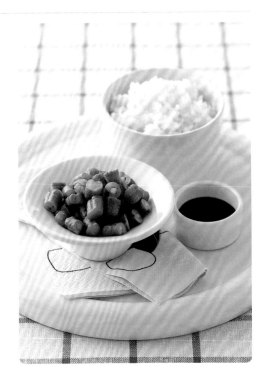
夏天晚餐

安神健胃餐

　　這道餐點能補中益氣、安神生髓。米飯能安神；菜豆具有益氣、健胃、補腎、生精髓等功效。

材料
白米飯1碗、菜豆1小把（約150公克）

調味料
壺底油適量

作法

1. 菜豆洗淨切小段備用。

2. 起一鍋滾水，放入菜豆汆燙至八分熟撈出盛盤，淋上調味料；搭配米飯一同食用。

 時食養生祕訣

・避免吃纖維太粗或易刺激腸胃的食物。

・菜豆八分熟：放入滾水後，等候30秒後撈起。

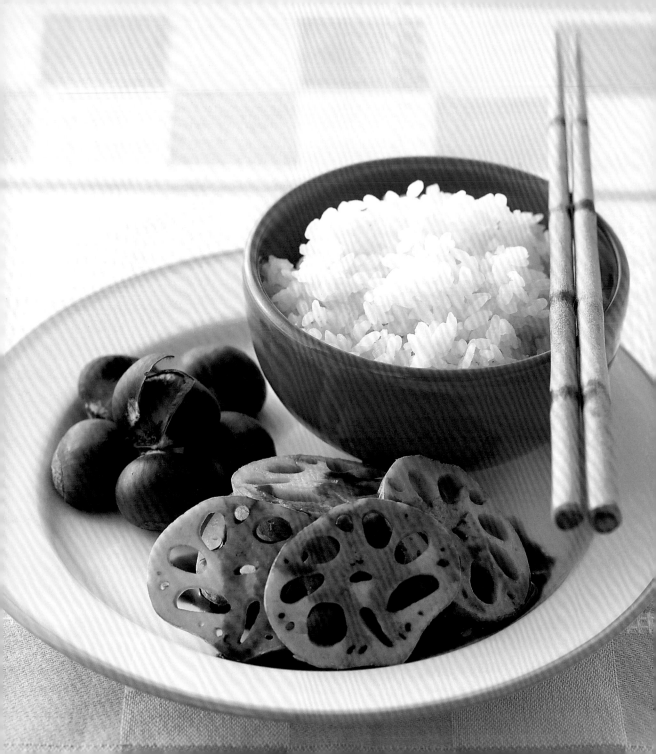

應用食譜四 **適合偏濕性體質者**（典型特徵：容易腹瀉）

【秋天中有哪些適合你的食材】

類　　別	食　　材
五穀雜糧	米飯、地瓜、馬鈴薯
蔬　　菜	蓮子、熟蓮藕、菱角、橄欖、油菜、落花生、栗子
水　　果	芭樂、酪梨、紅棗、蘋果
肉類/海鮮	豬肉、豬肝、牛肉、牛肝、鵝肉、蝦、母鴨

秋天早餐

益氣強胃餐

　　這份早餐能健脾強胃、益氣養血。熟蓮藕能生肌益氣、滋補養血；栗子具有健脾、強胃、壯筋及補腎等功效。

材料
白米飯1碗、蓮藕1小段（約200公克）、栗子6粒

調味料
壺底油適量

作法

1. 所有食材洗淨後，蓮藕連皮切片；栗子以刀刺劃過，放入預熱至180度的烤箱烤20分鐘。

2. 起一鍋滾水，放入蓮藕汆燙至全熟，撈起盛盤淋上調味料；取出烤好的栗子，搭配米飯一同食用。

時食養生祕訣

- 不適合吃糙米飯。
- 每餐限用一種蔬菜。
- 蔬果內容，以根莖花果類為佳。
- 蔬菜的烹調方式，以熟食為佳。
- 進食順序為：先吃澱粉類，後吃蔬果。

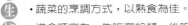

秋天午餐

益智滋腎餐

　　這道午餐能補中益氣、滋腎益智。落花生具有滋腎、補腦、止血、增乳等功效；蘋果能補元氣、生津潤燥、益肺、除熱燥心煩。

材料

白米飯1碗、帶殼的新鮮落花生10夾、蘋果1個

作法

1. 落花生連殼洗淨；蘋果連皮洗淨備用。

2. 起一鍋滾水，放入落花生水煮至全熟，撈起去殼後盛盤；搭配米飯及蘋果一同食用。

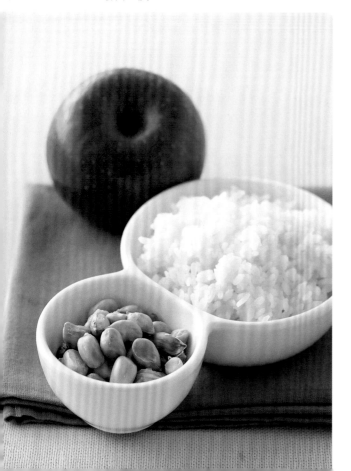

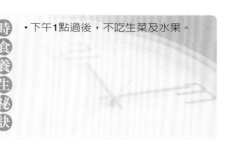

時食養生祕訣

・下午1點過後，不吃生菜及水果。

（秋天晚餐）
祛寒補益餐

　　這道餐點能解傷寒積熱、改善筋骨痛。熟菱角具有安中補臟、解傷寒積熱、改善筋骨痛、祛風濕等功效。

材料
白米飯1碗、菱角5粒（約100公克）

調味料
壺底油適量

作法
1. 菱角去殼洗淨備用。

2. 起一鍋滾水，放入菱角水煮至全熟，撈起後，淋上調味料；搭配米飯一同食用。

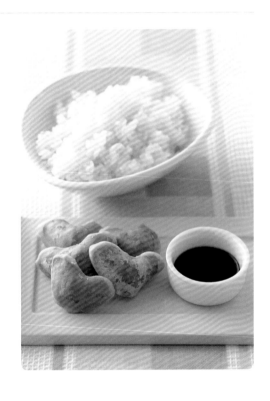

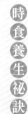

時食養生祕訣

・長期腹瀉、腸胃功能不佳的人，請少量多餐，減少腸胃負擔。

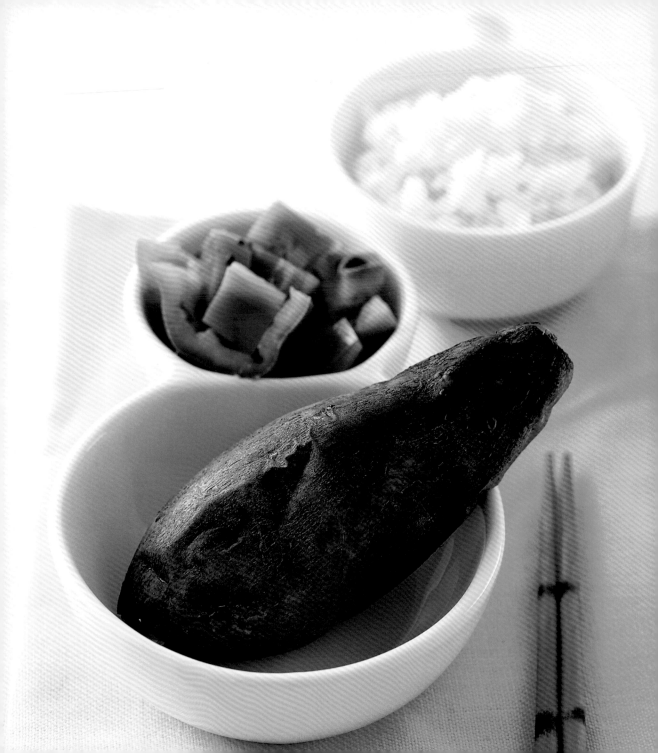

應用食譜四 **適合偏濕性體質者**（典型特徵：容易腹瀉）

【冬天中有哪些適合你的食材】

類　別	食　材
五穀雜糧	米飯、地瓜、馬鈴薯、紅豆、黑豆、米豆、胡麻、黃豆（大豆）、大麥、小麥
蔬　菜	山藥、敏豆、高麗菜、青江菜、茼蒿、杭菊花、青椒及彩椒、紅蘿蔔、芥菜、芫荽
水　果	青棗、柳丁
肉　類	豬肉、豬肝、牛肉、牛肝、羊肉、雞肉、雞蛋黃

冬天早餐

爽胃美白地瓜餐

這道早餐能整腸健胃、消脹氣。青椒具有美白、健脾胃、消胃酸及脹氣等功效。

材料
地瓜1條（約2／3飯碗的份量）、白米飯1／3飯碗、青椒1個

調味料
壺底油適量

作法
1. 所有材料洗淨後，青椒去籽切小塊備用；地瓜連皮放進預熱至180度的烤箱中，烤25分鐘。

2. 起一鍋滾水，放入青椒汆燙至八分熟，撈出盛盤後淋上調味料；搭配地瓜、米飯一同食用。

時食養生祕訣

- 中午12點過後，不宜吃地瓜。
- 不適合吃糙米飯。
- 每餐限用一種蔬菜。
- 蔬果內容，以根莖花果類為佳。
- 蔬菜的烹調方式，以煮熟為佳。
- 進食順序為：先吃澱粉類，後吃蔬果。
- 青椒八分熟：放入滾水後，等候5～6秒後撈起。

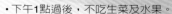

冬 天 午 餐

健胃補腦餐

　　這道餐點能生肌壯骨、健胃益腦。豬肉能滋陰潤燥；高麗菜具有益腎健胃、生肌壯骨、補腦髓、通經絡等功效。

材料

白米飯1碗、里肌豬肉薄片1～3片（約150公克）、高麗菜1／8顆（約150公克）

調味料

壺底油適量

作法

1. 高麗菜洗淨並撕片狀備用。

2. 起一鍋滾水，放入高麗菜汆燙至八分熟；豬肉片低溫煎熟；將菜餚盛盤後淋上調味料，搭配米飯一同食用。

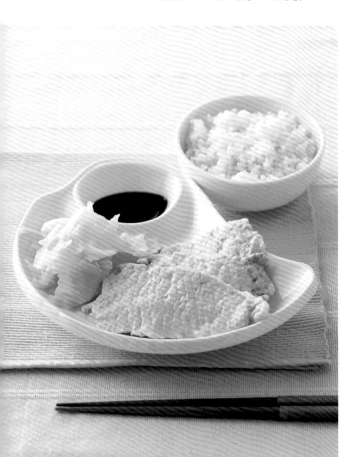

時
食
養
生
祕
訣

・下午1點過後，不吃生菜及水果。

・體質濕熱及痰滯內蘊的人，不適合多吃豬肉。

・高麗菜八分熟：放入滾水後，等候2～3秒後撈起。

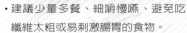

補血明目餐

這道晚餐能明目、補血、安五臟。紅蘿蔔能補中潤腸、補血、明目、抗癌、利膈安五臟。

材料
白米飯1碗、紅蘿蔔1段（約200公克）

調味料
壺底油適量

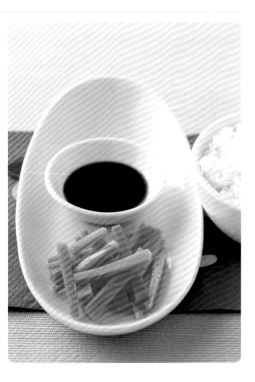

作法
1. 紅蘿蔔洗淨並切絲備用。
2. 起一鍋滾水，放入紅蘿蔔絲汆燙至八分熟，撈起盛盤後淋上調味料，搭配米飯一同食用。

時食養生祕訣

・建議少量多餐、細嚼慢嚥、避免吃纖維太粗或易刺激腸胃的食物。

・紅蘿蔔絲八分熟：放入滾水後，等候10～15秒後撈起。

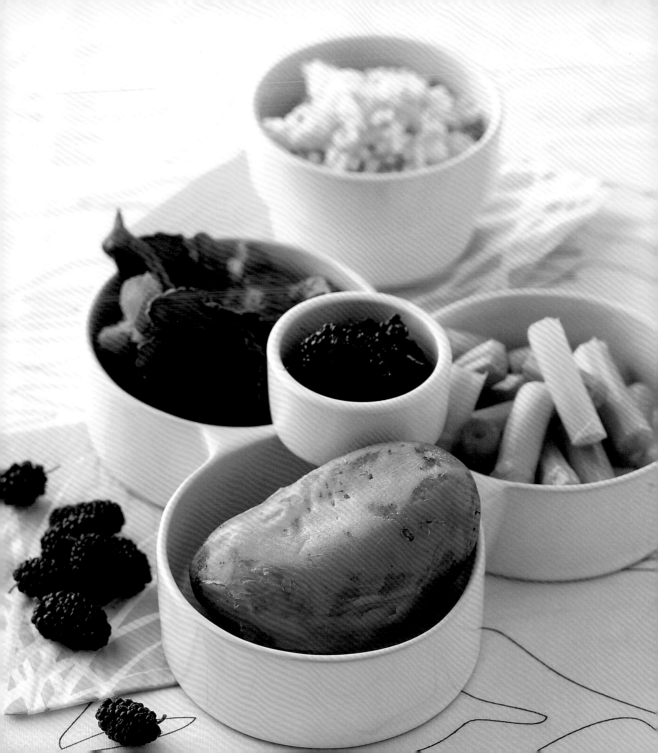

應用食譜五 **適合偏燥性體質者**（典型特徵：長期便祕）

【春天中有哪些適合你的食材】

類　　別	食　　材
五穀雜糧	米飯、地瓜、馬鈴薯、玉米
蔬　　菜	花椰菜、大頭菜、高麗菜、芥藍菜、大小白菜、青江菜、木耳、甜豆、豌豆、杜鵑花、炮仗花、萵苣、嫩莖萵苣、菠菜、紅鳳菜、木棉花、美人蕉花、紫菜、海帶、西洋芹、番茄、山葵、白蘿蔔、芹菜、彩椒
水　　果	芭樂、木瓜、蓮霧、青棗、梅、茂谷柑、桶柑、椪柑、海梨、橘子、枇杷、草莓、桑椹
肉　　類	豬肉、豬肝、牛肉、牛肝

〔春天早餐〕

清熱整腸地瓜餐

　　這份早餐能平肝清熱、清血管、通腸胃。桑椹能潤腸通便、並具有補益肝腎及安鎮心神的功效。

材料

地瓜1條（約2／3飯碗的份量）、等量白米糙米混合飯1／3碗、芹菜1小把（約100公克）、木耳1小朵（約100公克）、桑椹10粒

調味料

桑椹醬：桑椹2粒，切碎，加入少許壺底油，拌勻即成。

作法

1. 所有食材洗淨後，芹菜切成小段，木耳切小塊備用；地瓜連皮洗淨，放進電鍋蒸熟。

2. 起一鍋滾水，放入木耳汆燙三分熟後撈起，芹菜直接生食一同盛盤並淋上調味料；搭配地瓜、混合飯以及桑椹一同食用。

時食養生祕訣

- 中午12點過後，不宜吃地瓜。
- 白飯與糙米飯的比例，可從9：1微調到5：5。
- 蔬果內容，以根莖花果類為佳，亦可使用葉菜類。
- 二種蔬菜的烹調方式，以二種皆生食為佳。
- 進食順序為：先吃蔬果，後吃地瓜米飯。
- 木耳三分熟：放入滾水後，等候10秒後撈起。

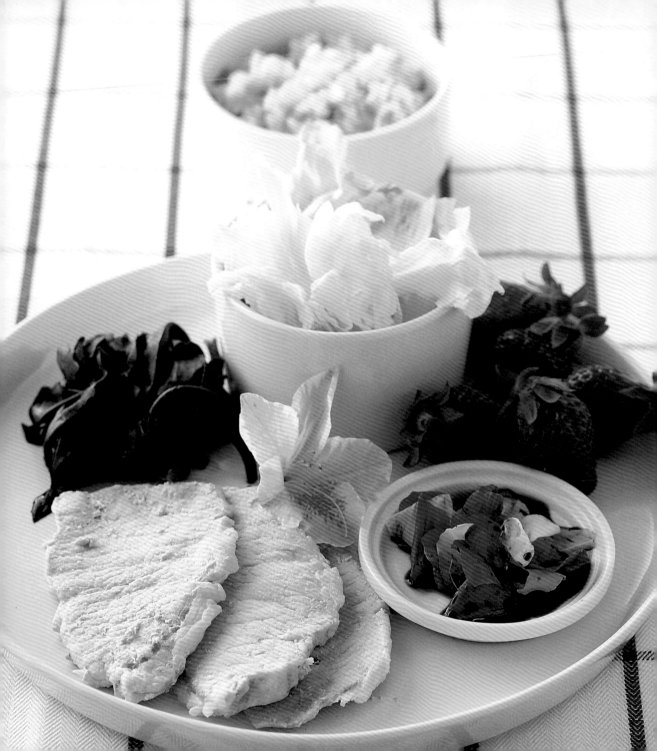

春天午餐

清熱補血餐

　　這道午餐能清熱解毒、補血、通便、促進腸胃功能。萵苣能夠清熱、利尿、健骨、防止掉髮；紅鳳菜則有補血的功效。

材料

等量白米糙米混合飯1碗、里肌豬肉薄片1～3片（約50公克）、生萵苣1小塊（約150公克）、紅鳳菜1小把（約150公克）、草莓5個

調味料

杜鵑花醬：杜鵑花五朵，切碎，加入少許壺底油，拌勻即成。

作法

1. 所有食材洗淨後，紅鳳菜切段，萵苣撕片狀備用。

2. 起一鍋滾水，放入紅鳳菜汆燙至五分熟；豬肉片低溫煎熟；萵苣直接生食；以上菜餚盛盤後，淋上調味料；搭配米飯及草莓一同食用。

時食養生祕訣

- 紅鳳菜對改善產婦產後停瘀腹痛及血氣痛有幫助，但是脾胃寒滯者不宜多食。
- 紅鳳菜五分熟：放入滾水後，隨即撈起。

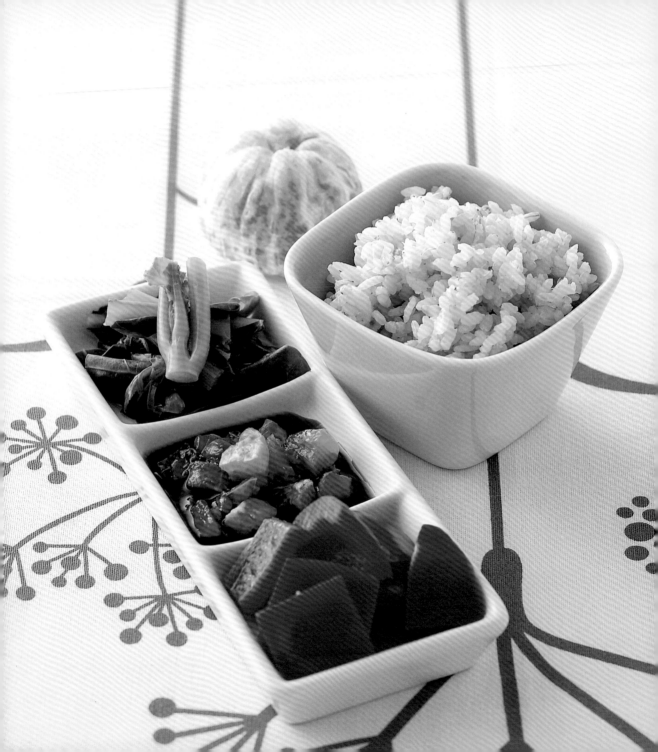

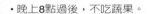

春天晚餐
消脹降壓餐

　　這道晚餐能理氣清腸、消除胃脹氣、促進腸胃功能、強化記憶力。彩椒能消除胃酸過多及胃脹氣；芥藍菜具清血熱、美白，消腫等功效。

材料
等量白米糙米混合飯1碗、芥蘭菜1小把（約250公克）、彩椒1個、茂谷柑1個

調味料
橘醬：茂谷柑3瓣，取果肉，剝成碎粒，加入少許壺底油，拌勻即成。

作法
1. 所有材料洗淨後，芥蘭菜切小段，彩椒去籽切小塊，茂谷柑剝去外皮備用。

2. 起一鍋滾水，放入芥蘭菜汆燙至三分熟後撈出；彩椒直接生食；以上菜餚盛盤後，淋上調味料；搭配米飯及茂谷柑一同食用。

時食養生祕訣

・晚上8點過後，不吃蔬果。
・芥蘭菜三分熟：放入滾水後，隨即撈起。

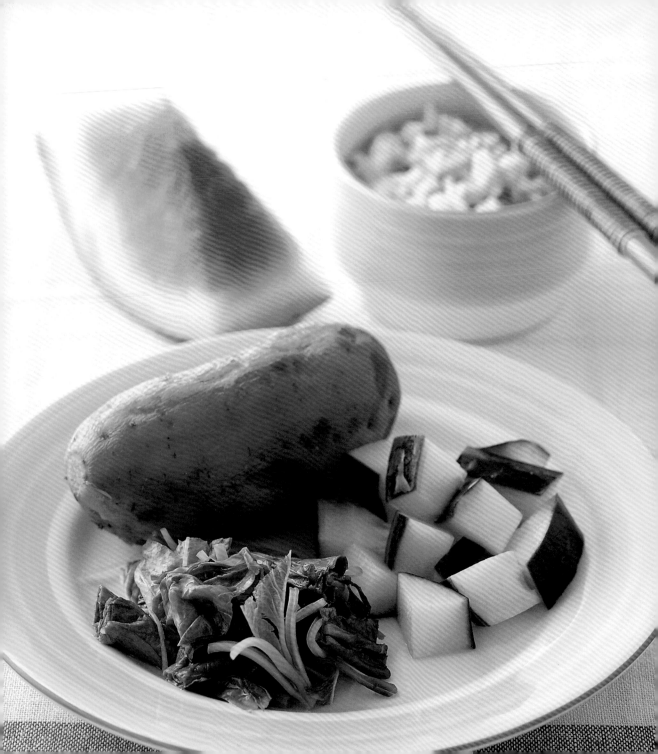

應用食譜五 **適合偏燥性體質者**（典型特徵：長期便祕）

【夏天中有哪些適合你的食材】

類　　別	食　材
五穀雜糧	米飯、地瓜、馬鈴薯、薏仁、綠豆
蔬　　菜	四季豆、地瓜葉、空心菜、蒲瓜、蓮子、扶桑花、千日紅花、向日葵花、龍鬚菜、莧菜、梨瓜、蛇瓜、絲瓜、冬瓜、昭和草、蓮花、茉莉花、秋葵、藤川七、過貓、蘆筍、茭白筍、苦瓜、胡瓜、越瓜、龍葵、百合、茄子、蓮子心、曇花、火龍果花
水　　果	鳳梨、葡萄、櫻桃、檸檬、百香果、李子、火龍果、西瓜、香瓜、香蕉、椰子水
肉類/海鮮	豬肉、豬肝、牛肉、牛肝、牡蠣（蚵仔或生蠔）

〔夏天早餐〕

寧神通竅地瓜餐

　　這道早餐能清熱解毒、通九竅、除心煩。莧菜能補血益氣、清熱、利尿通便；胡瓜具有美顏、消水腫、除煩渴等功效；西瓜則有清熱、解渴、利尿、消腫的功效。

材料

地瓜1條（約2／3飯碗的份量）、等量白米糙米混合飯1／3碗、莧菜1小把（約100公克）、胡瓜1塊（約150公克）、西瓜1片

作法

1. 胡瓜連皮洗淨後，切小塊；莧菜洗淨切段備用；地瓜洗淨後，連皮放入電鍋蒸熟。

2. 起一鍋滾水，放入莧菜汆燙至五分熟；胡瓜可生食（或依個人口味涼拌）；將以上菜餚盛盤；搭配地瓜、米飯及西瓜一同食用。

【時食養生祕訣】

- 中午12點過後，不宜吃地瓜。
- 白飯與糙米飯的比例，可從9：1微調到5：5。
- 蔬果內容，以根莖花果類為佳，亦可使用葉菜類。
- 二種蔬菜的烹調方式，以二種皆生食為佳。
- 進食順序為：先吃蔬果，後吃地瓜米飯。
- 脾胃腸虛寒的人，不宜吃太多西瓜。
- 莧菜五分熟：放入滾水後，隨即撈起。

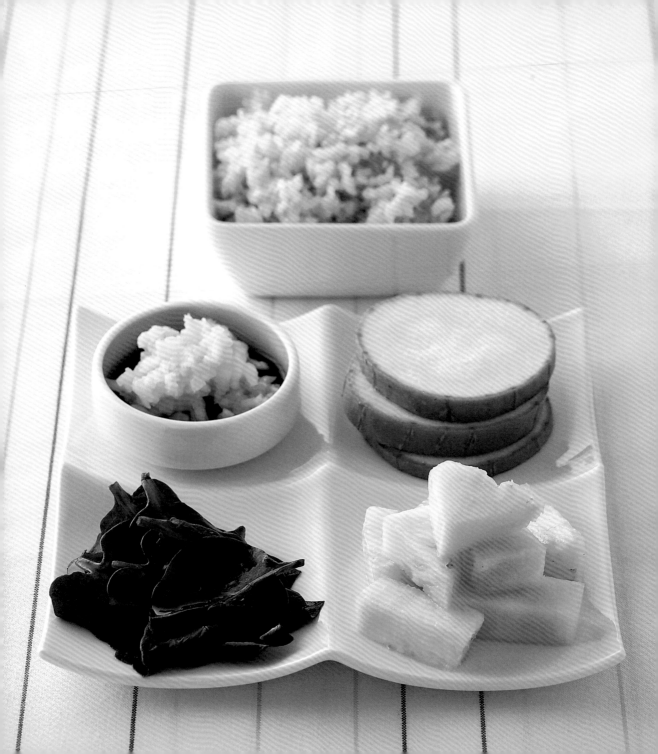

夏天午餐

整腸清熱餐

　　這道餐點能潤燥清熱、降血壓。鳳梨能潤燥解熱、降血壓、止瀉；絲瓜能清熱化痰；藤川七則有散熱、活血、消腫、消瘡腫、滋補、壯腰骨等功效。

材料

等量白米糙米混合飯1碗、藤川七1小把（約100公克）、絲瓜1段（約150公克）、鳳梨1片

調味料

鳳梨醬：鳳梨1小塊，將果肉切碎，加入適量的壺底油，拌勻即成。

作法

1. 所有食材洗淨後，鳳梨去皮切小塊；絲瓜連皮切片；藤川七摘葉備用。

2. 起一鍋滾水，放入藤川七汆燙至三分熟；絲瓜可生食；將以上菜餚盛盤，淋上調味料；搭配米飯及鳳梨一同食用。

時食養生祕訣

・脾胃寒滯或便溏（軟便）的人，不宜吃太多絲瓜。
・腸胃不佳及體質寒濕的人，宜少吃鳳梨。
・藤川七三分熟：放入滾水後，隨即撈起。

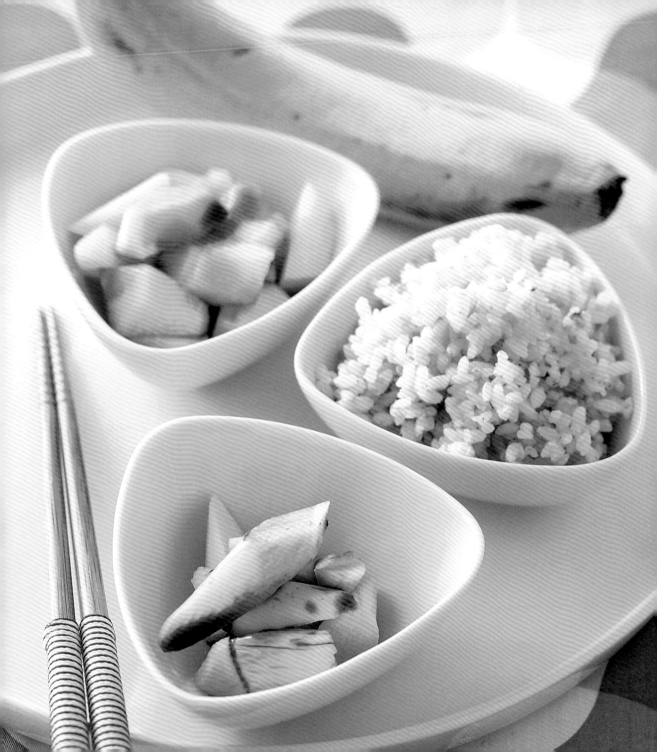

夏 天 晚 餐

除煩消渴餐

　　這道晚餐能除煩止渴、清熱解毒。梨瓜能降血壓、祛黃痰；茭白筍具有清熱、除心煩、改善燥熱性眼睛紅赤等功效。

材料

等量白米糙米混合飯1碗、茭白筍1根（約150公克）、梨瓜1塊（約150公克）、香蕉1根

調味料

壺底油適量

作法

1. 所有食材洗淨後，梨瓜去皮切小塊，茭白筍切塊備用。

2. 起一鍋滾水，放入茭白筍汆燙至五分熟；梨瓜可生食（或汆燙二至三分熟）；將以上菜餚盛盤，淋上調味料；搭配混合飯及香蕉一同食用。

時食養生祕訣

- 晚上8點過後，不吃蔬果。
- 腎臟病及結石患者，不可吃太多茭白筍。
- 脾胃肺腎虛弱者，忌吃香蕉。
- 茭白筍五分熟：放入滾水後，等候10～15秒後撈起。

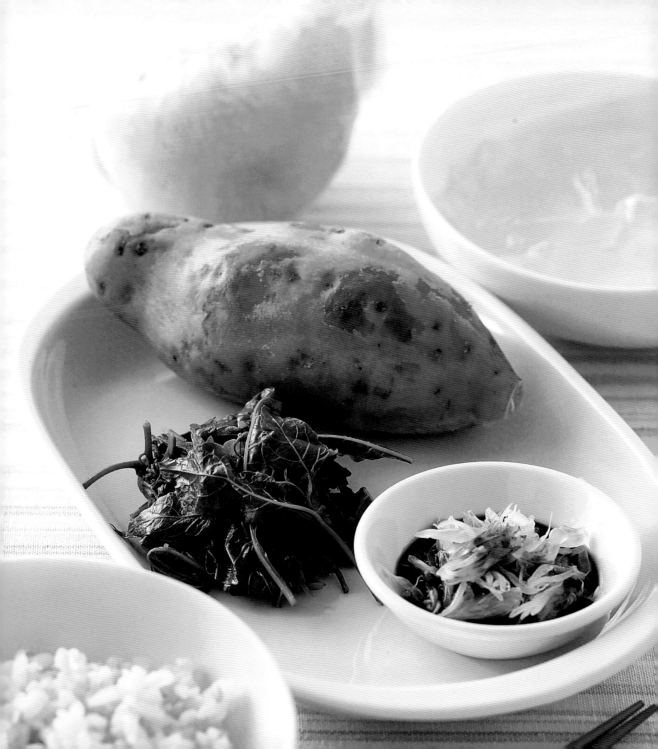

應用食譜五 **適合偏燥性體質者**（典型特徵：長期便祕）

【秋天中有哪些適合你的食材】

類　別	食　材
五穀雜糧	米飯、地瓜
蔬　菜	蓮子、生蓮藕、菱角、橄欖、金針菜、仙草、薄荷、木芙蓉花、馬齒莧、荸薺、秋葵、菊花、龍葵、冬瓜
水　果	芭樂、酪梨、紅棗、蘋果、楊桃、梨子、愛玉、柚子、奇異果、柿子
肉　類	豬肉、豬肝、牛肉、牛肝、鵝肉、鵝蛋、公鴨、鴨蛋、蟹類

秋天早餐

清熱美顏地瓜餐

　　這份早餐能解熱、通便、養顏美膚。愛玉能解熱、生津；柚子肉能具有消食通便、開膈通氣之功效；龍葵具去虛熱消腫、改善疔瘡丹毒，跌打扭傷等功效。

材料

地瓜1條（約2／3飯碗的份量）、等量白米糙米混合飯1／3碗、龍葵1小把（約100公克）、愛玉凍1小塊（約150公克）、柚子1／4個、冰糖1小匙

調味料

柚子醬： 柚子肉1小塊，將果肉剝碎，加入適量的壺底油，拌勻即成。

作法

1. 所有食材洗淨後，龍葵切段備用；柚子去皮，取果肉；愛玉切小塊備用；地瓜連皮放進電鍋蒸熟；冰糖一小匙，溶入約50cc的熱開水中，做成糖水放涼備用。

2. 起一鍋滾水，放入龍葵汆燙，撈起盛盤淋上調味料；愛玉加上冰糖水；搭配地瓜、米飯與柚子肉一同食用。

時食養生祕訣

・中午12點過後，不宜吃地瓜。
・白飯與糙米飯的比例，可從9：1微調到5：5。
・蔬果內容，以根莖花果類為佳，亦可使用葉菜類。
・二種蔬菜的烹調方式，以二種皆生食為佳。
・進食順序為：先吃蔬果，後吃澱粉類。

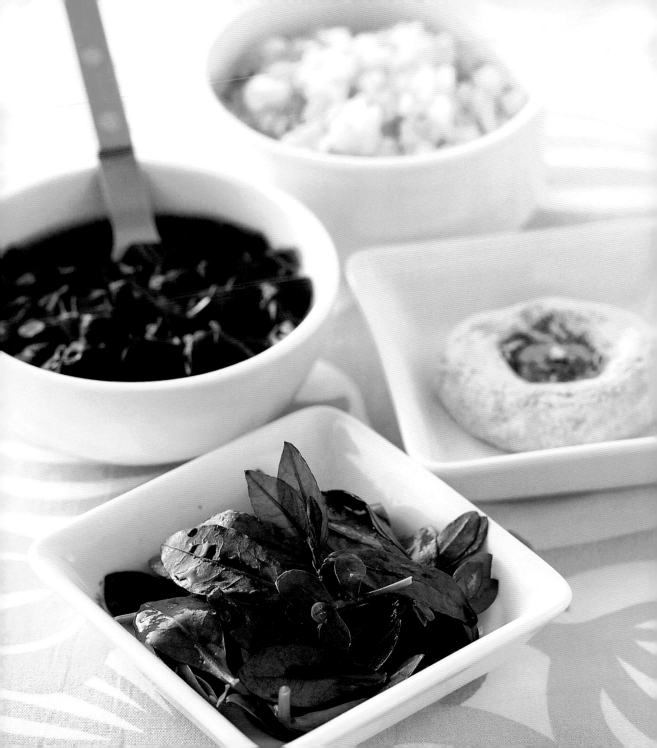

【 秋 天 午 餐 】

潤燥清涼餐

　　這道餐點能補中益氣、清熱、消腫毒、利濕、潤燥、降血壓。馬齒莧能清熱潤燥；仙草能消暑、降血壓；柿子具有解熱、補虛勞、消瘀血等功效。

材料

等量白米糙米混合飯1碗、馬齒莧1小把（約100公克）、仙草凍1塊（約150公克）、柿子1個（新鮮的更好）、冰糖1小匙

調味料

壺底油適量

作法

1. 所有食材洗淨後，仙草切成小塊備用；冰糖一匙，溶入50cc的熱開水，攪拌後放涼備用。

2. 起一鍋滾水，放入馬齒莧汆燙，盛盤後淋上調味料；糖水加入仙草中拌勻；搭配米飯與柿子一同食用。

時食養生祕訣
- 肝硬化及冷咳者不宜食用仙草，馬齒莧汆燙至五分熟再食用。
- 柿子不得和酒、螃蟹、地瓜、醋等食物一同食用！

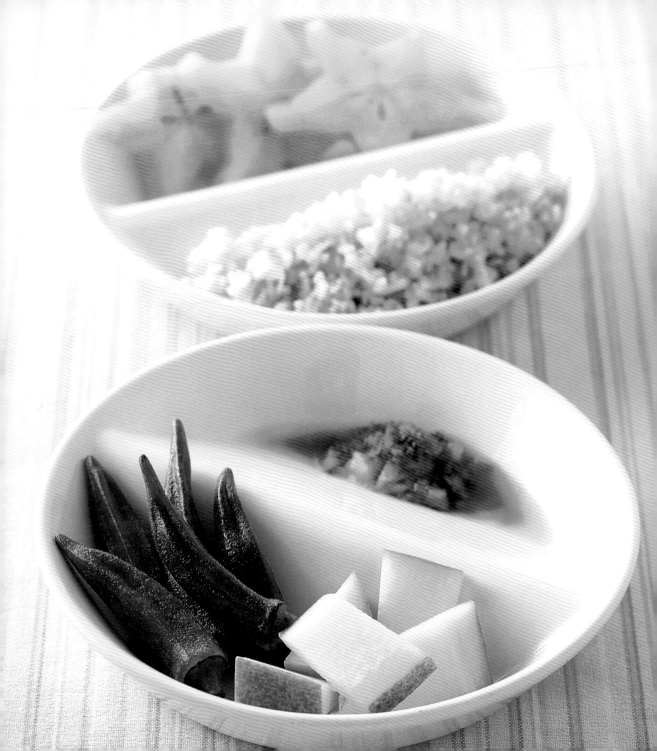

秋 天 晚 餐

消暑美聲餐

　　這道餐點能消暑解熱、養顏美容。秋葵能改善咽痛及尿道炎；冬瓜能有消暑、祛痰；楊桃能生津解熱、改善熱咳及喉痛聲啞等功效。

材料

等量白米糙米混合飯1碗、秋葵5～8根（約100公克）、冬瓜1塊（約150公克）、楊桃1個

調味料

楊桃醬：楊桃1片，去籽，將果肉切碎，加入適量的壺底油，拌勻即成。

作法

1. 秋葵連皮洗淨；冬瓜連皮洗淨後，去籽切小塊；楊桃洗淨後切片備用。

2. 起一鍋滾水，放入秋葵汆燙至三分熟；冬瓜可生食；將以上菜餚盛盤，淋上調味料；搭配米飯及楊桃一同食用。

時食養生祕訣

- 晚上8點過後，不吃蔬果。
- 體質寒滯的人，不宜吃太多冬瓜。
- 秋葵三分熟：放入滾水後，等候2～3秒後撈起

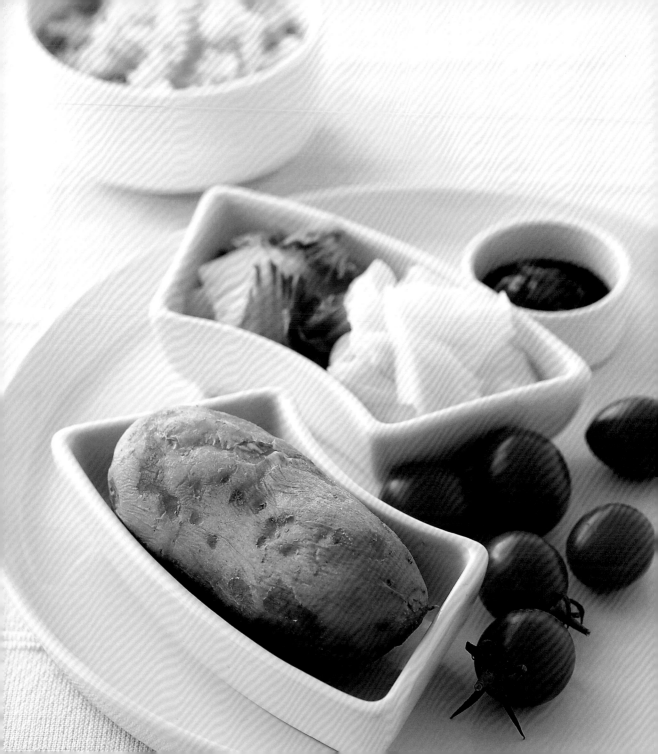

應用食譜五 **適合偏燥性體質者**（典型特徵：長期便祕）

【冬天中有哪些適合你的食材】

類　別	食　材
五穀雜糧	米飯、地瓜、馬鈴薯、紅豆、黑豆、米豆、胡麻、胡麻油、黃豆（大豆）、粟米
蔬　菜	山藥、敏豆、高麗菜、青江菜、茼蒿、杭菊花、大白菜、菠菜、洛神、西洋芹、白蘿蔔、黃豆芽、紅蘿蔔、芥蘭菜
水　果	青棗、柳丁、橘子、椪柑、草莓、葡萄柚、白柚、甘蔗、番茄
肉　類	豬肉、豬肝、牛肉、牛肝、雞蛋黃、雞蛋清

冬天早餐

整腸清熱地瓜餐

　　這份早餐能通利腸胃、清熱降壓。高麗菜能健胃；青江菜能生津、通腸胃；番茄則有抗癌、降血壓、助消化等功效。

材料

地瓜1條（約2／3飯碗的份量）、等量白米糙米混合飯1／3碗、高麗菜1／8顆（約150公克）、青江菜1小把（約150公克）、小番茄10粒

調味料

紅茄醬：小番茄2粒，切碎，加入適量的壺底油，拌勻即成。

作法

1. 所有材料洗淨後，高麗菜撕片狀，青江菜切段備用；地瓜連皮放進電鍋蒸熟。

2. 起一鍋滾水，放入高麗菜汆燙至五分熟；青江菜汆燙至三分熟；將菜餚盛盤後淋上調味料；搭配地瓜、米飯與小番茄一同食用。

時食養生祕訣

- 中午12點過後，不宜吃地瓜。
- 白飯與糙米飯的比例，可從9：1微調到5：5。
- 蔬果內容，以根莖花果類為佳，亦可使用葉菜類。
- 二種蔬菜的烹調方式，以二種皆生食為佳，但葉菜類宜汆燙再食用。
- 進食順序為：先吃蔬果，後吃澱粉類。
- 高麗菜五分熟：放入滾水後，等候2～3秒後撈起。
- 青江菜三分熟：放入滾水後，隨即撈起。

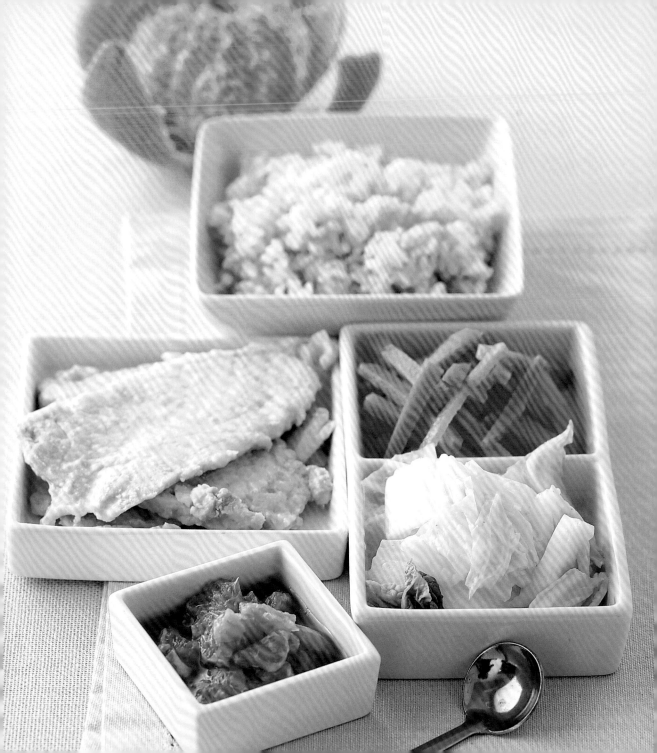

冬 天 午 餐

清熱補益潤腸餐

這道餐點能補中益氣、涼血清熱、潤腸通便。紅蘿蔔能補血、潤腸、抗癌；大白菜能解熱、通便、減肥；椪柑則有解渴、開胃、增強記憶力、消除疲勞等功效。

材料

白米糙米混合飯1碗、里肌豬肉薄片1～3片（約150公克）、大白菜1／8顆（約150公克）、紅蘿蔔1截（約150公克）、椪柑1個

調味料

新鮮柑醬：椪柑2小瓣，去膜衣，將果肉剝碎，加入適量的壺底油，拌勻即成。

作法

1. 所有材料洗淨後，大白菜切段，紅蘿蔔切絲備用。

2. 起一鍋滾水，放入大白菜汆燙至五分熟；豬肉片低溫煎熟；紅蘿蔔絲可生食；將菜餚盛盤後淋上調味料；搭配米飯與椪柑一同食用。

時食養生祕訣

- 過敏、氣喘、及寒咳清痰的人，椪柑不宜多吃。
- 大白菜五分熟：放入滾水後，等候15～20秒後撈起。

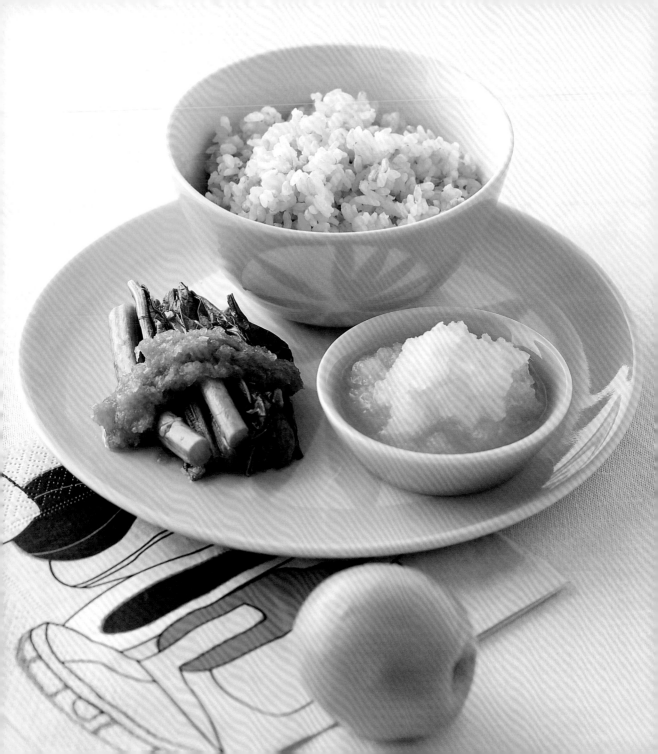

冬 天 晚 餐

瘦身降壓清熱餐

　　這道餐點能清血熱及痰熱、降壓、消脂消腫。白蘿蔔能消渴、祛痰熱、降血壓、消脂；芥藍菜能清血熱、美白、消腫；青棗能生津利尿、安神、並具有養顏助消化等功效。

材料

等量白米糙米混合飯1碗、白蘿蔔1塊（約150公克）、芥藍菜1小把（約150公克）、青棗1個

調味料

白蘿蔔醬：生的白蘿蔔一小塊，磨泥或切碎，加入適量的壺底油，拌勻即成。

作法

1. 所有材料洗淨後，芥藍菜切段，白蘿蔔磨泥備用。

2. 起一鍋滾水，放入芥藍菜汆燙至五分熟；白蘿蔔泥可生食；將菜餚盛盤後淋上調味料；搭配米飯與青棗一同食用。

時食養生祕訣

- 晚上8點過後，不吃蔬果。
- 吃青棗宜細嚼慢嚥，切忌囫圇吞棗。
- 芥藍菜五分熟：放入滾水後，等候4～5秒後撈起。

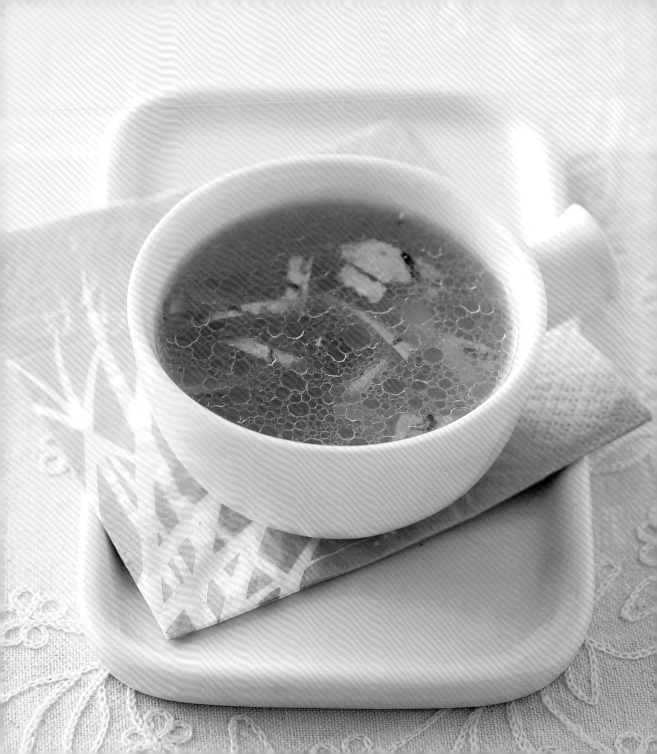

應用食譜六

適合女性經期、更年期保健者

　　凡是想要青春永駐的女性，一定不可錯過這道回春薑酒！

　　只要在每個月經期開始前七天起，每天暢飲300cc的回春薑酒，連續好好地喝上七天，就可以達到改善月經症候群及穩定荷爾蒙的功效。如果是已停經的女性或是男性，只要每個月固定任選連續七天即可。但由於男性回春的速度是女性的三倍，所以，各位姊妹們別忘了先照顧好自己，再來幫老公回春哦！

　　體質燥熱者用嫩薑、白麻油、酒，用量皆少；體質虛熱者用中薑、白麻油、酒，用量皆適量；體質寒者用老薑、黑麻油、酒、用量皆適量。加入的材料則視當地、當季的食材而定。其中水、酒比例不超過200：100。

回春食譜

回春薑酒

材料

老薑5片、白麻油1大匙、米酒100cc、水200cc

作法

熱鍋後，放入麻油炒熱；再將拍打後的薑片，放入鍋中低溫炒至金黃色後，加入酒和水；待薑酒燒開後，保持沸騰直至酒精揮發掉即可。趁熱飲用。

時食養生祕訣

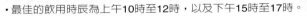

- 體質偏寒者，可以改用黑麻油來替代白麻油。
- 可視個人口味加入蔬菜、龍眼、紅棗等配料同燉，氣溫在25度以下時可再酌量加入一種當季的肉類同燉。（25度以下可用豬肉；20度以下可用牛肉；10度以下可用羊肉。）
- 最佳的飲用時辰為上午10時至12時，以及下午15時至17時。

應用食譜七

適合外食一族的時食飲食祕訣

早餐聰明外食

上班族早上趕著上班，往往沒空好好準備一頓地瓜早餐，此時不妨利用市售的冷凍地瓜和飯團，來幫自己便利地養生一番。

現成的連皮冷凍熟地瓜在很多地方都有賣，像是許多農產品銷售中心，以及一些大型超市或賣場都可以找到。至於飯團就更簡單了，只要找到便利超商就可以搞定啦。

此外，如果想自己DIY動手做的話，也很簡單。可以一次多準備一些地瓜並連皮蒸熟，然後裝進保鮮盒中，放進冰箱冷藏起來，要吃的時候再取適量出來加熱即可，但每次不要超過三天份為佳，免得吃到不夠新鮮的地瓜。

午、晚餐聰明外食

由於外食的選擇很多，往往不小心就會吃到不合適自己體質的「違禁品」。所以，此時體質與食材的適配表便發揮作用！

請先由本書第33頁的體質評量表中，找出自己體質的偏向，然後再翻到本書PART3的應用食譜，找出符合自己體質的四季時材。接著，請發揮一下大腦的威力，用力記住自己的真命食材有哪些，如此一來，即使經常吃外食，也不怕吃傷健康了。

　　另外要提醒的是，米飯是主食，吃飯一定要吃飽，才能以優質澱粉來提供身體足夠的熱量來源。若是覺得吃飯太沒變化，則請參考下列的優先原則來進食：

白飯永遠是最佳選擇

白米　＞

糙米　＞

糯米　＞

米製品　＞

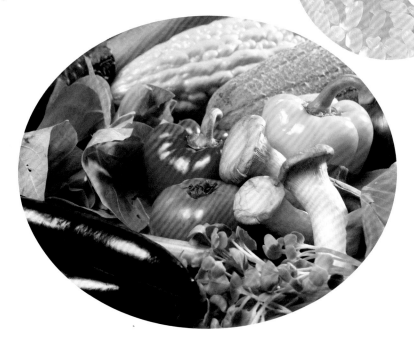

▲即便經常吃外食，只要記住自己的真命食物有哪些，便不怕吃出毛病了。

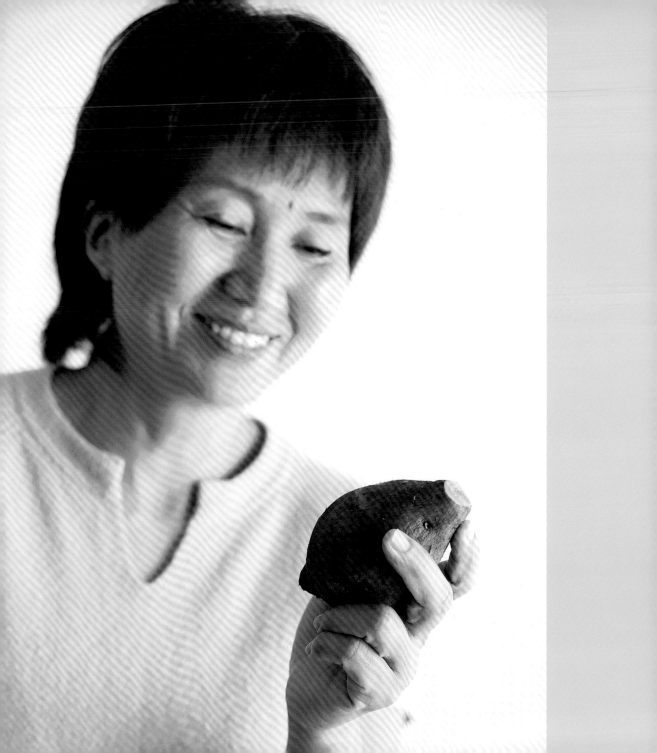

時食養生法的心得分享

時食養生法，

在短短的時間裡頭，

就改變了他們的人生...

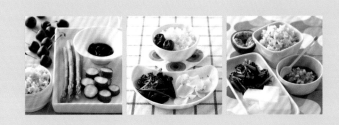

張孝威年輕10歲的祕密

　　地瓜、番茄、蘆筍、楊桃，5月21日一大早，台灣大哥大總經理張孝威家裡廚房的中島區就擺著這樣的早餐。烤好的地瓜連皮吃、蘆筍只用水燙過，沒有加任何調味料，楊桃和番茄當然也是原味。最近這兩年來，張孝威每天早上都吃地瓜加上二蔬一果搭配而成的「地瓜餐」。

　　這不太像注重美食的張孝威吃的東西，不過，他說，有些事（指健康），總要有代價。現在他吃地瓜餐已經成為習慣，哪天不吃地瓜，反而覺得整天都不對勁。為了徹底執行地瓜餐，張孝威每星期假日，會先買好未來一周要吃的地瓜份量，全部烤好之後儲放冰箱內，每天拿一顆出來加熱。連到國外出差，他的行李箱內，都想辦法帶著烤好的地瓜隨行。而且，他通常在早上六點半之前吃完地瓜餐。

　　張孝威對於地瓜的食用有其講究，時間不對，他不吃。4月9日中午，張孝威在台北四維路的一家餐廳請客。兩點鐘左右，正餐上完後，這家餐廳的招牌甜點地瓜上桌。但是，張孝威一口也沒吃，他說過了中午，不宜吃地瓜。受到他的影響，筵席散後，那盤地瓜原封不動。

　　今年50有餘的張孝威，大約在40歲時，注意到自己的體能在走下坡。他在台積電任職時，健檢報告上也出現膽固醇指數略高出標準值的警訊，於是他積極尋找養生之道，「我聽過各種養生課！」他說。兩年前，他接觸到「自然律例」課程，這個課程創辦人陳堅真是地瓜餐的原始設計者，張孝威從此開始吃地瓜餐，3個月就瘦了5公斤。現在不管別人或自己，都感到他變年輕了，甚至有朋友覺得他年輕了十歲。「本來只想，體能曲線能維持平行、不要繼續往下走就很好了，沒想到，

真的變年輕了。」

受張孝威影響，富邦金控執行長蔡明忠一家也跟著吃地瓜餐養生，不過，蔡明忠吃了半年後，就對地瓜有些敬而遠之，連半個都吃不完。最有恆心的還是75歲的富邦集團總裁蔡萬才和太太楊湘薰，他們也已經吃了半年的地瓜餐。不只張孝威、蔡萬才家族吃地瓜餐，不少科技界和金融界的老闆們，如花旗環球董事長杜英宗、光寶電子執行長林行憲、威盛電子王雪紅也都是地瓜餐的信徒。

地瓜，原是不起眼的土產，如今，卻成為養生聖品，甚至是一種流行。根據台北農產運銷公司的交易資料，6月中每公斤地瓜的批發價是17元，比去年的8元足足漲了一倍，各樣式的食品打起地瓜的招牌。

「冬天去火可以吃蘿蔔、大白菜、大頭菜；夏天去火吃瓜類，氣溫25度以上不要吃肉；不是每個人都適合吃生菜。」5月一個週四上午，新竹光復新村的一棟日式木造建築，伴著屋外的蟬鳴聲，地瓜餐設計者陳堅真的「自然律例」課程中正在談飲食與節氣。學員有來自竹科的上班族、也有企業老闆娘，有人是工作壓力太大，每周固定請假到這裡尋找健康之道，也有人曾得過重病，想到這裡重拾健康。

陳堅真的課程內容很廣泛，分十個階段，全部上完，得花二年多時間。最基礎的課程就包括時療與食療，強調人要按照自然的規律，順著季節、氣候和自己的體質決定吃什麼。聽起來是一套很「複雜」的養生課程，實際執行起來，要不斷和自己的身體對話，才能了解自己適合什麼樣的食物。對現代忙碌的上班族而言，是頗困難的功課。

「不是難，而是現代人和這些簡單自然的道理疏離了！」陳堅真則有不一樣的看法，她說人體本來是個小宇宙，各臟器之間也有自然的節奏和道理，人遵守自然律例，自然健康美麗。

陳堅真的學員之一，祥家貿易董事長黃歆雲熱心的解釋，自然律例就是在「養細胞」，細胞要得到的澱粉、蛋白質、維生素、礦物質，要依四季、時辰吃食物，

例如，五點接受第一道曙光，行住坐臥依自然律例，讓食物變成藥，養細胞進而滋養心靈。十五年來，大約有近二千人上過陳堅真的課，而且，有不少企業名人，張孝威就是其中之一。

另一位科技公司老闆娘胡小姐除了吃地瓜餐，也力行「自然律例」，吃得很清淡，中餐也只吃白飯和兩樣青菜，下午吃當季的水果，並一改過去每天熬夜到凌晨三、四點的習慣，兩年下來，朋友都說她變年輕了，她也興致勃勃的繼續實行「自然律例」，「我的眼皮以前是垮下來的，現在雙眼皮出來了。」現在，胡小姐的生活重心就在於，把自己經營得更年輕、更健康。「搞這套東西（實行自然律例）就夠我忙的了！」她說。

地瓜餐背後的哲學，其實是要用心經營自己的身體，而且要長期做、養成習慣，至於是不是吃地瓜餐，其實並非絕對。

（本文轉載節錄自〈商業周刊〉第865期/2004年，作者：李采洪、鄭呈皇）

分享心得

分享二

無胃的無畏勇者

楊雯琪　金融從業人員退休

開始執行：2001年
年　　齡：51
緣　　起：胃癌
養生祕訣：吃早餐、做運動、泡藥浴、晚上8點以後就讓腦袋關機

　　1999年，正當新舊世紀交替的時候，我的人生也經歷了一場轉折。那一年我45歲，卻意外發現罹患胃癌！醫師幫我動手術，將我的整個胃完全切除。從那時起，我心中暗暗明白，自己從此不能再像以前那般，享受正常吃喝的人生了。

　　作為一名癌症病人，又失去了整個胃，我對往後的日子充滿了疑慮和恐懼。但是我還年輕，孩子也還未成年，實在不甘心自己的人生就要這樣走入尾聲！於是，出院之後，我開始積極地尋求能夠恢復健康的方法。

　　以前就常聽人說，沒錢不要得癌症，因為癌症是一種很昂貴的病症，不管是治療或是日後的保養，都會花掉不少的錢。終於等到我自己得了癌症才明白，若沒有找到正確的方式，想要恢復健康還真的是要付出不少代價，而且辛苦了半天還未必能夠找到生命的希望！

　　在接觸到自然律例之前，我每個月光是花費在飲食方面就要好幾萬元。但自從採用時食療法後，不僅健康情況明顯改善，並且再也不用靠昂貴的營養品來過日子，而是以最廉價的方式來獲得健康。

　　起初，我連每天該吃些什麼都不知道，於是就去買了許多昂貴的沖泡式營養品來補充營養。每天喝那些不美味的流質營養品，每個月的花費就將近五萬塊錢！此外，我也跟著人家去吃生機飲食、買有機食品、吃昂貴的直銷保健食品……為了恢

復健康，我什麼都願意嘗試。積極參加，不分寒暑，每天風雨無阻地去公園練氣功好幾個小時，就是為了能夠恢復健康。

雖然我努力地練功和吃營養品，健康改善的速度卻並不怎麼明顯。可是我不敢有所鬆懈，深怕自己只要稍稍休息喘口氣，生命就會因此而變得更少。就這樣過了二年辛苦練功和吃特殊食品的日子。

直到執行自然律例的時食養生法後，我的人生從此改觀。

和我所試過的其他方式比起來，時食養生法是很容易執行的一套方法，既簡易又方便，而且非常地便宜！只要上菜市場去買當季盛產的便宜蔬果，加上地瓜和米飯等廉價的食材，加以簡單烹煮再配合正確時間作息，另外補充一些必需的營養品，輕鬆就能吃出效果。

在執行自然律例時食養生法的第一個月，我就感受到了自己的變化。我的身體開始進行新陳代謝，透過一些宿疾的發病反應，例如：咳嗽、陰道發炎、牙齦出血、口腔潰爛、牙床腫脹等，將屯積在體內的垃圾逐步排出，而這一波波的新陳代謝作用，也使我愈來愈健康，感受到自己的幸福指數不斷上升。在身體變健康後，很多以前打在心理上的結也逐漸打開，於是，對許多之前難以諒解的人事物，也就漸漸釋懷了。而人生也就從根本上改變了。

其實每個癌症患者，都在努力尋找自救的方法。我很慶幸自己能夠學到自然律例的養生方式，使我能夠逆轉疾病，同時也逆轉了自己的人生態度，至少比生病之前還要更豁達很多。

雖然現在我偶爾還是會有些小小的病痛，也不知道未來是否還會再發病，但有「自然律例」做我終身的導師，又有一群日漸增加的自然律例執行者相互砥礪、切磋，我相信我的未來一定愈來愈好，我的家人也一定愈來愈健康。

現在的我，覺得自己很幸福。

分享三

癌末的終極尊嚴

錢仲雯　雲想衣企業股份有限公司總經理

開始執行：2004年
原　　因：母親的腸癌移轉至肝臟
養生祕訣：早上6:30前吃完二蔬一果的地瓜早餐、晚上9點自然入睡

　　我會接觸到自然律例的課程，是為了替癌末的母親找一個提升生命品質的方法。而採用自然律例的時食養生法，果真讓母親的人生最後一段路，走得平順又有尊嚴。

　　我的母親是一名腸癌病人，在2003年底時，醫師檢查出來她的癌細胞已經移轉到了肝臟。由於母親年事已高，加上癌症已經轉移，考慮到即使動了手術但是預後發展並不看好等因素，經過討論與評估，我們決定不動手術的意願，轉而尋求其他非積極性的治療方式。於是，從生機療法、素食等飲食療法，都曾多方嚐試過。經過了半年多吃素的日子，我母親對於素食頗不適應，不僅是心理上吃得不愉快，而且生理上也有蛋白質不足之虞。因緣際會，開始改以時食養生法來照顧母親的健康。

　　自從執行時食養生法早上吃地瓜餐開始，我母親長久以來的便祕和失眠就改善了，她竟然可以自然排便，而且不靠安眠藥就能夠入睡了！她那時癌症移轉到肝臟已經半年了，照理說健康應該每下愈況的，可是她的生命品質卻從那時開始漸漸提升。

　　為了讓我母親能夠更符合時食養生法的作息，我搬回去和她同住，而我自己也跟著改變了飲食及作息習慣，並因此連帶獲得了好處，生活品質也隨之大幅提升。

不僅精神變得更好，而且感受到自己的身體也更加健康。值得一提的是，一般癌末病人常見的腹水、四肢浮腫、或是再度移轉至其他部位等情況，都沒發生在我母親的身上。

　　雖然人的壽命自有天定，我母親後來還是在2005年9月結束了一生，但是我很感謝自然律例時食養生法對她的貢獻。

　　從我執行自然律例的養生法以來，深深感受到「正確方便的健康方式」是如此難得！而一般書籍裡也很難找到完整又操作簡便的健康指導，學校教育甚至社會上也學不到。雖然大家都渴求健康，但卻往往苦無方便簡易的法門可以追求。而自然律例時食養生法，不僅容易操作，而且執行起來也很合乎人性，不會灌輸恐懼教育，讓人這個也不敢吃那個也不敢喝，使我感到很安心。

　　我真心希望更多人能夠認識這套養生方法，並以最簡易的方式，來獲得健康與幸福！

分享四

一家三代都受惠

鄒馨寧

開始執行：2001年
原　　因：母親巴金森氏症及老年癡呆、女兒厭食症、丈夫久痔不癒
養生祕訣：吃地瓜早餐

　　我母親是巴金森氏症及老年癡呆症的患者。在自然律例時食養生法的照顧下，她的情況大幅改善，不僅完全停藥了，而且早已存活超過原本醫師宣布的年限！在執行自然律例時食養生法之前，我母親接受過中醫、西醫、按摩推拿、另類療法等各種治療，甚至我們還去求神問卜為她祈福，但對她的病情毫無幫助。四年多以前，在我來上自然律例時食養生課程的時候，她當時已經連續21天無法入眠，藥石罔效，吞安眠藥也沒用，甚至連醫師都宣告放棄了，並叫我們要有心理準備。

　　那時候我母親已經十分虛弱，整張臉都漲成深紅色，她無法停止牙齒的咬動，也無法躺下來或稍稍闔眼。而此時，我遇見了我二嫂的好友，同樣也是我的學姊Yvonne告訴我這套時食養生法。

　　其實，我一開始也是半信半疑，抱著姑且一試的心態，為我母親準備地瓜早餐，並在早上六點半之前餵她吃完二比一的地瓜白飯。沒想到這簡單的地瓜餐，正是我母親的契機。在執行時食養生法的第七天起，她不用任何藥物就能入睡了。

　　在執行時食養生法一陣子之後，漸漸地，她原本四處亂流的口水也不再氾濫，只剩下一些些而已。本來僵硬的身體也逐漸軟化，之前一直握拳張不開的雙手，也可以伸展開來了。甚至連皮膚都變得更細緻，皺紋幾乎都淡化到看不出來的程度。我母親今年已經86歲，而現在的她，比四年前更健康了。

　　除了我母親之外，我的女兒和丈夫也都是自然律例時食養生法的受益者。

　　我女兒在她十八歲那年，隻身前往美國唸大學。由於一下子從家人的照顧下脫離，又要同時應付課業及生活上的大小瑣事，加上她個性比較好強，於是壓力過大，造成身心嚴重的負擔。

受不了龐大的壓力，漸漸地，她開始不吃東西。身高169公分的她，由於厭食症，體重暴跌到僅剩下41公斤。我兒子當時也在美國唸書，做哥哥的看到這個情況，想辦法要讓妹妹吃點東西，於是找食譜和請同學教他包餃子，親自下廚和麵擀皮作餡料，希望能夠讓她產生一點食慾。可是，我女兒還是食不下嚥。

　　由於厭食，醫師開了荷爾蒙給她吃，結果一切開始正常，只是一停藥，月經又開始凌亂，不僅一度停經，還長了滿臉的爛痘子。於是，我決定試試自然律例時食養生法來幫助她，所以我飛去美國和她一起生活三個月，母女倆一起執行時食養生法，果然很快就見到成效。

　　在調整了飲食和作息之後，她的月經逐漸恢復正常，皮膚也變好了，整個人變得更加美麗，也變得更有自信了。後來她自己堅持繼續執行這套方式來養生，每天不忘吃地瓜早餐，連出外旅行也要帶地瓜同行，即使同學嘲笑她也不在乎，因為：「我媽用這套方法救了我，所以就隨便你們怎麼說啦」。

　　直到現在她已經唸完了研究所，開始工作了，她還是持續這套養生方式。而她也真的從中獲益良多。

　　此外，我先生也因為自然律例的時食養生法，而改善了原本需要開刀的出血型久痔。我先生是個留美的環保工程博士，後來從事環境工程的事業。之前他因為常常需要應酬的關係，不但過胖、三高、而且每次排便都會出很多血。某次他去醫院做檢查，醫師告知他要動手術來改善痔瘡，他嚇到了，於是就試著和我一起執行自然律例的時食養生法，希望能改善痼疾，免於開刀的命運。

　　很幸運地，在開始吃地瓜早餐之後，他的情況大為改善。不但上廁所時不再出血，漸漸連身材和血壓膽固醇等也跟著回復到正常了，當然也逃過了挨一刀的下場。之後，他逢人就宣揚回歸自然飲食作息法則的好處，到處勸朋友要在對的時間吃對的食物呢！

　　我常覺得，人的福份多少要靠自己造就，至少健康是可以自己選擇的。如果不願意改變自己舊有的習慣與思惟，就無法接受上天給予的機會和福氣。我也很高興我的丈夫和女兒都能調整自己的飲食和作息，而他們願意「改變自己」的意願，成就了他們自己的健康。

　　我很感謝自己有福氣學到這套養生方式，使我們一家三代都能受惠於自然律例時食養生法。

分享五

擺脫高膽固醇威脅

郭蕙芬

開始執行：2001年
原　　因：高膽固醇、胃潰瘍等慢性病
養生祕訣：吃正確早餐、早排便、早睡、早起

　　我長期受到高膽固醇及胃潰瘍的困擾，而自然律例時食養生法讓我成功改善多病的體質，徹底擺脫了許多痼疾。

　　由於體質的關係，我的膽固醇一直居高不下（270以上），加上長年處於壓力之下，身心未能妥善調適，胃潰瘍也來報到，甚至還出現了憂鬱、躁鬱症。為了治病，我看遍了中西醫，試遍了各式奇特偏方，但效果都相當有限。在我接觸到自然律例時食養生法之前的二年間，光是為了腸胃疾病就掛了七八次的急診，而高膽固醇更是之前就存在了十幾年之久，至於其他的大小毛病就更不用提了。

　　但我執行這套養生法之後，不出半年不僅膽固醇下降到正常範圍（180上下），胃疾也完全痊癒，連精神都向上提升不少，這也大大提升了我持守這套特殊生活態度、養生方式的信心。

　　剛開始時，我對這套養生法感到半信半疑，因此並未確實按照時食養生法則來吃地瓜早餐以及按時辰作息，只是斷斷續續來個「半套」的養生而已。就這樣過了大約三個月，我才慢慢開始經歷各種新陳代謝反應，過去的大小毛病一一重現江湖，包括胃疾以及其他毛病，像是血尿、出疹子、鼻子乾澀、發癢、脫皮、腳踝排躁氣、牙酸痛及口臭、頭皮屑增多等。不同於以往的是，由於我已經了解到那是身體的好轉反應，因此並不會像之前生病時那樣的感到擔心與痛苦，反而是每逢徵狀便心懷喜悅地接受自然律例班上同學的恭喜，然後快樂地度過三到十天不等的調整

期，等待身體的自癒力發揮修護作用，讓體質愈趨好轉。

　　現在我已經學會靠自己恢復健康的正確養生方式，包括：吃地瓜早餐、調整飲食及作息、拍痧及刮痧、泡藥浴、攝取適當的營養、做運動等。當身體健康漸漸好轉了，連帶使得心理壓力也逐漸得以疏解，當心中因信心而產生更多安全感時，人也較不悲觀憂鬱了。

　　有了健康，人生才有意義。自從學了這天父帶來的自然律例時食養生法，輕鬆簡單就改善了自己的身心健康，又可幫助很多有緣又有心的人，連帶看世事的態度也廣闊些，這才發覺「外星人」陳老師說的一點都不錯：「健康是廉價的」！在此也要好好感謝她，對我來說，她真有點像天上掉下來的禮物！

　　也祝福大家能夠少走些冤枉路，在資訊氾濫中能用智慧走出便捷路，盡快享受到這廉價的真健康。

分享六

告別死蔭的憂鬱

戴君夙　藥師

開始執行：2002年
原　　因：重度憂鬱症
養生祕訣：早起、吃早餐、排便

　　長久以來，我都處於慢性疲勞之中，是典型的慢性疲勞症候群。到了2001年底，終於，我的憂鬱症發病了，從此憂鬱壓得我愈來愈透不過氣來。

　　在憂鬱的侵蝕下，我的世界完全走了樣。我的情緒愈來愈沮喪，全身愈來愈乏力，之前所有的好習慣和嗜好都消失了，甚至還出現了像更年期般的停經症狀。我不再愛美，不再在意自己的妝扮和外表，不再愛逛街壓馬路，不再愛找朋友喝茶聊天，不再愛整潔，甚至不再想刷牙，也不想起床……一切的好習慣和嗜好都被憂鬱給侵蝕掉了。

　　當時的我，就像個失智的老人，腦中一片空白，我感覺自己的體內住了另一個靈魂，貼切一點的說法，我是一具行屍走肉。唯一剩下的行為能力，就是哭泣。我想死，但覺得如果就這樣了結掉自己的話，就太對不起愛我的老公了。於是我就這樣繼續拖著殘命一條，苟延殘喘拖著不死。

　　看我如此痛苦，老公陪著我四處就醫，希望能協助我重拾健康。我一開始去了某家醫學中心的精神科就診，醫師得知我是藥師後，表示會對同行好一點，於是開進口藥給我。我們詢問醫師能否轉介給心理諮商師去做協談，醫師表示諮商的效果未必好到哪裡去，但如果我們想要的話，他會幫我轉診：「不過，要等哦！」

　　我們回家後，就開始等著醫院的通知，可是左等右等，始終沒等到任何的回應。於是我們只好自己上網找資料，找了一家很有名也很昂貴的精神科診所就醫。

那家診所的諮商師和我談過之後，要我回去做功課，想想自己的夢想……

那實在很無助！哪個傢伙得了憂鬱症還會有什麼夢想！於是我們又再度轉向其他資源尋求協助。

我們找了另一位諮商師，這位諮商師以行為療法來協助我提升生活動機。他要我每天一定要拉開窗簾，讓陽光透進來，並寫下自己的心情，而且要刷牙和照鏡子，同時要讚美自己，要打扮自己，還要出去散散步。同時，他還建議我老公以一些鼓勵行為來作為對我的支持。

於是我們開始每天深情擁抱數次，睡覺時也牽著手，同時，老公要我中午去找他吃飯。這個方法有某些效果，但仍無法使我不再憂鬱。於是，我們又去看了中醫、求神問卜。也曾經每天到某機構做自然治療，花了數十萬卻一點功效都沒有，好多人甚至為了孩子、抵押了房子，花了數百萬，同樣看不見進展。

當我們從加拿大回台灣之後，經由我老公的主管得知這套時食養生法，從此轉變了我的人生。這套不打針不吃藥的自然養生方式，幫助我恢復了身心健康。

我到目前為止，已經執行自然律例時食養生法三年多了，我認為這是一套很棒的憂鬱解決方案。雖然我仍會在生理期間發生憂鬱的情況，但只剩下的輕微不適，並且能在數分鐘之內就處理掉沮喪的情緒，幾乎已經告別了憂鬱症。

我很感謝老公對我的支持，也很樂意和其他憂鬱的病友分享我的復原心得，並希望更多人能學會這套自然的養生方式，來獲得廉價的真健康。

分享七

時食養生送子來

張翠容

開始執行：2003年
原　　因：不孕症
養生祕訣：早睡、忌口、運動、經絡按摩、喝回春薑酒。

　　我曾因為不孕症而飽受身心煎熬，當時常感嘆為何有人很輕易就能一舉中第，而自己結婚四年卻仍沒有任何音訊。但在執行時食養生法四個月後，我就順利懷了一對可愛的雙胞胎女兒，而且是自然懷孕，完全沒藉助任何人工技術！

　　在2001年初，我為了求子而去做了各種必要和非必要的檢查，從抽血、照超音波、甚至連疼痛無比的輸卵管檢查都咬牙做了，檢查結果顯示，我和先生一切都正常。在得知自己沒有器質性的問題之後，我在醫師的建議下，開始記錄每天一大早測量到的基礎體溫，以期不要錯過在排卵期努力做人的機會。可是，又幾個月過去了，那些排卵高峰期並沒有派上用場，我還是腹中空虛。

　　接著，我開始求診於各大名醫，西醫、中醫、另類療法……只要有人告訴我哪家治療不孕有效，我就立刻衝去掛號。就這樣，我又努力調了一年的體質，可是還是沒有任何懷孕的跡象。我甚至去求神問卜，但始終無法求得一子。

　　2002年初，婆婆乳癌開刀，老人家在出院後沒有替自己張羅補品，卻替我準備了許多的婦科補藥。我明白老人家可能意識到自己來日無多，想在走完人生旅程之前一圓當阿媽的願望，於是，我再次做了一套完整的檢查之後，在2002年的夏天接受了第一次的人工受孕。只可惜，受孕並未成功，我和家人又再度失望了一回。

　　後來，我又再去醫院接受第二次的人工受孕，又再度失敗。於是我又再找了另

一位名醫做檢查，這才發現自己的內分泌失調——由於泌乳激素過高，導致不易受孕。

知道了不孕的原因後，我開始服用醫師開的荷爾蒙藥物，但持續服藥一個月後，由於副作用過大而停藥。接著沒過多久，有人介紹婆婆這套時食養生法，因此我就開始每天一早乖乖吃地瓜早餐，同時嚴格忌口，像是魚、茄子、芋頭、南瓜、荔枝、龍眼、葉菜類等重症不宜的違禁食物，我一口都不碰。此外也調整作息，盡量在晚上十一點之前入睡，再加上補充纖維和氨基酸等營養品，並配合運動和泡藥澡。於是原本因不孕而造成的緊張情緒就逐漸放鬆，排便也變得很順暢，身體明顯感到愈來愈舒暢。

在調整作息和飲食三個月後，我再度去醫院檢查泌乳激素，結果竟恢復到正常範圍了，連醫師都難以置信！這使我信心大增，更有動力繼續執行時食養生法。又再過了一個月，也就是我執行時食養生法的四個月後，我就順利自然懷了一對雙胞胎。

懷孕後，我仍然持續執行時食養生法，於是在整個懷孕的過程裡，我都沒有出現任何的水腫，精神也非常愉悅。另外，一般孕婦常見的疾病也都沒發生在我身上，而雙胞胎常出現的大小胎情形也沒出現在我的兩個寶寶身上，她們兩個都長到2500公克，二人的體重相差只有幾十公克而已。我就這樣開開心心地直到生產。

生產完，我繼續照著時食養生法來坐月子和養孩子，結果二個寶寶非常好照顧，不僅孩子性情穩定，發展也很良好。

我很感謝自己有機會學到這套簡易又有效的養生方法。我覺得養生要趁早，千萬不要等到健康垮掉了才來養生。及早開始養生，就及早得福，愈早開始保養身體，就能讓健康更持久。

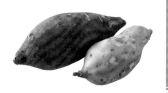

常見問題全解答

關於地瓜早餐

1. 地瓜的品種是否會影響功效？

Q： 一般常見的紅心蕃薯和黃肉地瓜，其功效是否會因地瓜品種而有差別呢？

A： 不同品種的地瓜，功效都差不多。不管外貌、形狀、顏色、大小或口感有何不同，其營養價值都沒有什麼差異。所以，吃地瓜早餐時，不必擔心品種的問題。

2. 發芽的地瓜還能吃嗎？

Q： 如果地瓜發了芽，該怎麼處理呢？發芽的地瓜還可以吃嗎？

A： 長芽的地瓜不具毒性，可以，只要把芽去掉即可。

3. 胃不好的人，也能吃地瓜早餐嗎？

Q： 我有胃潰瘍，容易胃酸過多，日便不成形，醫師建議我不要吃纖維太粗的食物。那我可以連皮吃地瓜嗎？纖維會不會太粗呢？

A： 胃潰瘍及胃酸過多或便不成形的人可以吃地瓜早餐，但地瓜要蒸熟去皮再吃，另外注意不要吃烤地瓜。

Q： 容易胃脹氣的人，可以吃地瓜早餐嗎？

A： 容易胃脹氣的人，暫時先以白米飯來代替地瓜飯，等胃脹氣的情形改善後再來吃地瓜，較為妥當。

4. 吃地瓜會不會臭屁連連？

Q： 吃地瓜會不會很容易放屁？一早吃完地瓜去上班，進了辦公室就製造空氣污染，那會造成職場公害呢！

A： 腸胃功能不佳的人，吃了地瓜容易排氣，但此為好事，只要早上吃地瓜加上二蔬一果，排氣是不會很臭的，且很快改善長期脹氣的問題，但中午過後吃地瓜，腸胃弱的人，會製造空氣污染！

5. 早餐如果來不及煮飯，可以只吃地瓜不要飯及二蔬一果嗎？

Q： 我早上常常來不及煮飯，可以只吃地瓜嗎？會不會沒有效果呢？

A： 不追求要在四個月內改善健康的話，是可以只吃地瓜的，但養生、改善健康的效果較差。

6. 地瓜和米飯及二蔬一果一定要同時吃嗎？

Q： 地瓜早餐一定要和米飯一起吃嗎？可不可以先吃地瓜，隔一陣子再吃米飯及蔬果或沙拉盒呢？我自己一個人住，平常不煮飯的，我都是先把地瓜吃完，到了辦公室再買個飯糰來吃，這樣會不會影響效果啊？

A： 可以分開食用，12點以前吃完就是了。

7. 早餐可否喝飲料配地瓜飯呢？

Q： 我習慣吃飯要搭配飲料，才不會覺得乾乾的，想請問，吃地瓜早餐時可以配咖啡或是其他飲料一同食用嗎？萬一搭配不當，會不會影響效果呢？我早上通常會搭配豆漿、咖啡、牛奶、奶茶、優酪乳、精力湯、以及新鮮蔬果汁等飲料。

A： 水為最好的飲料。咖啡、果汁、蔬菜汁都比不上口嚼蔬果的效能來的好。

8. 地瓜早餐裡的米飯有沒有替代品？

Q： 地瓜早餐一定要搭配米飯嗎？可不可以用別的東西來代替米飯呢？能否用麵包、稀飯、蛋炒飯等來替代白米飯？

A： 可用米粉、粄條等米製品來替代米飯，但效果仍以乾飯為佳，稀飯對胃腸沒幫助，其他非米製品則不宜。另外在氣溫低於25度時，適量的麥製品例如：原味白麵製品，不違反自然律例。

9. 想減肥的人，也可以吃地瓜早餐嗎？

Q： 地瓜早餐好像很多澱粉，吃了會不會更胖啊？

A： 澱粉本身並不至於造成發胖。但若澱粉中含有過多的油脂或糖分時（例如炒飯或蛋糕等食物），對於那些耗能不平衡及代謝不良的人，就會造成發胖的情形。

關於養生祕訣

1. 夜間工作的人，該如何養生呢？

Q：　我知道早睡早起很重要，但我每個月都有好幾天要上夜班，還常要出差到歐美等地，請問這種情況下該如何養生呢？

A：　上完夜班，先吃完地瓜早餐，再去睡覺。

2. 吃保健食品有助於養生嗎？

Q：我一直都有吞維他命和其他保健食品來養生的習慣，請問執行時食養生法和吃保健食品有沒有衝突？保健食品對養生有無加乘的助益呢？

A：　時食養生法和保健食品沒衝突，但要吃對適合自己的保健食品時，才會有加分的效果。

3. 慢性病人吃藥的問題？

Q：　我是慢性病患者，長期服用藥物，如果執行時食養生法的話，我該繼續服藥嗎？如果停藥會不會影響病情？如果不停藥，會不會影響養生效果？

A：　服用藥物會影響養生效果，但是基於保命優於養生的原則，在病情改善前，請勿任意停藥。

4. 小朋友也可以執行時食養生法嗎？會不會營養不良呢？

Q：　請問還在發育中的小朋友也可以照著時食養生食譜來吃嗎？如果不給他們喝牛奶和吃肉的話，會不會發育不良呢？

A：　任何人都能執行時食養生法，但是否吃肉應依體質和氣溫而定。一般而言，台灣北部一年有四個月的時間氣溫高於25度，故不宜吃肉，而南部更高達八個月不宜吃肉。另外牛奶只適合乾寒地區居民食用，尤其哮喘及痰多的人不宜喝牛奶。

5. 懷孕及坐月子期間，也能執行時食養生法嗎？

Q： 時食養生法在夏天是不吃肉的，孕婦及產婦是否也不能吃肉？這樣會不會影響母體和胎兒的健康呢？

A： 孕婦執行時食養生法，對本身及胎兒的助益都很大。懷孕期間可以不吃肉，但應依個人體質及生理反應而定。

6. 如果要配合運動養生的話，有何建議呢？

Q： 我平常就有固定上健身房的習慣，請問有沒有建議的運動項目呢？或是有沒有「最佳運動時辰」之類能增加養生效果的建議呢？

A： 排便後再運動為佳，每天的中午12點到18點是最佳運動時辰。對養生較有助益的運動應是帶氧運動，例如：五式運動，5～20分鐘的緩和筋骨運動，而非耗氧運動（如快速的肌肉運動的階梯有氧舞蹈）。至於運動時間的長短與項目，應視個人體能而定，每天3～4次，每次5～20分鐘。

關於體質與菜單的選擇

1. 有慢性疾病的人怎麼吃？

Q： 請問有慢性疾病的人，應該依哪種菜單來吃呢？

A： 請依照細胞金字塔的比例進食，再按照第33頁的體質評量表，找出體質的類型後，再依照適合的食譜來進食。

2. 癌症病人該怎麼吃？

Q： 請問癌症病人屬於何種體質？該依照哪一種菜單來吃呢？

A： 癌症病人的體質各異，沒有特定的體質，還是請依照細胞金字塔的比例進食，再按照第33頁的體質評量表，找出體質的類型後，再依照適合的食譜來進食。但下列食物是癌症及重症患者不宜食用的：茄子、南瓜、芋頭、竹筍、茭白筍、蘆筍、過貓、芒果、龍眼、荔枝、榴槤、香蕉、以及蕈菇類。

特 別 感 謝

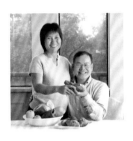

自然津例讀者服務中心
台北市仁愛路3段100號4樓

TEL：02-27543763

FAX：02-27543863

www.natural-law.com.tw

提供拍攝地點及協助

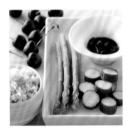

旭森商業有限公司
台北市松江路235巷33號1樓

TEL：02-25019000

FAX：02-25172936

提供餐具拍攝

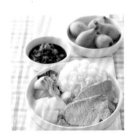

蔡季芳老師
提供餐具拍攝

國家圖書館出版品預行編目資料

陳堅真時食養生法 修訂版／陳堅真著
——修訂一版——臺北市：原水文化出版：
家庭傳媒城邦分公司發行，2009.06
面； 公分——（Family健康飲食；4X）
ISBN 978-986-6379-01-7 （平裝）
1.食療 2.食譜

418.91　　　　　98009310

陳堅真時食養生法〔修訂版〕

Family 健康飲食 4X

作　　者／陳堅真
企劃選書／林小鈴
責任編輯／陳玉春
文字統籌／劉其敏

行銷企劃／洪沛澤
行銷副理／王維君
業務經理／羅越華
總　編　輯／林小鈴
發　行　人／何飛鵬
出　　　　版／原水文化
　　　　　　台北市民生東路二段141號8樓
　　　　　　電話：（02）2500-7008
　　　　　　傳真：（02）2502-7676
　　　　　　原水部落格：http://citeh2o.pixnet.net
發　　　　行／英屬蓋曼群島商家庭傳媒股份有限公司城邦分公司
　　　　　　台北市中山區民生東路二段141號2樓
　　　　　　書虫客服服務專線：02-25007718；02-25007719
　　　　　　24小時傳真專線：02-25001990；02-25001991
　　　　　　服務時間：週一至週五上午09:30-12:00；
　　　　　　　　　　　下午13:30-17:00
　　　　　　讀者服務信箱E-mail：service@readingclub.com.tw
郵撥帳號／19863813；戶名：書虫股份有限公司
香港發行／城邦（香港）出版集團有限公司
　　　　　　香港灣仔駱克道193號東超商業中心1樓
　　　　　　電話：852-2508-6231　傳真：852-2578-9337
　　　　　　電郵：hkcite@biznetvigator.com
馬新發行／城邦（馬新）出版集團 41, Jalan Radin Anum, Bandar
　　　　　　Baru Sri Petaling,57000 Kuala Lumpur, Malaysia.
　　　　　　電話：603-905-78822　傳真：603- 905-76622
　　　　　　電郵：cite@cite.com.my

封面設計／劉亭麟
美術設計／高雅玲‧賴佳玲
製版印刷／中茂彩色印刷製版股份有限公司
初　　　版／2006年3月20日
初版二十八刷／2007年3月8日
修訂版初刷／2009年7月24日
修訂版4.3刷／2014年9月10日

定　　　價／350元
ISBN 978-986-6379-01-7

城邦讀書花園
www.cite.com.tw

親愛的讀者你好：

　　為了讓我們更了解你們對本書的想法，請務必幫忙填寫以下的意見表，好讓我們能針對各位的意見及問題，做出有效的回應。

　　填好意見表之後，你可以剪下或是影印下來，寄到台北市民生東路二段141號5樓，或是傳真到02-2502-7676。若有任何建議，也可留言至原水文化部落格 http://citeh2o.pixnet.net/blog。

本社對您的基本資料將予以保密，敬請放心填寫。

姓名：＿＿＿＿＿＿＿＿＿　　　性別：　□女　　□男

電話：＿＿＿＿＿＿＿＿＿　　　傳真：＿＿＿＿＿＿＿＿＿

E-mail：＿＿＿＿＿＿＿＿＿＿＿＿＿＿＿＿＿＿＿＿

聯絡地址：＿＿＿＿＿＿＿＿＿＿＿＿＿＿＿＿＿＿

服務單位：

年齡：□18歲以下　□18~25歲
　　　　□26~30歲　□31~35歲
　　　　□36~40歲　□41~45歲
　　　　□46~50歲　□51歲以上

學歷：□國小　　□國中
　　　　□高中職　□大專/大學
　　　　□碩士　　□博士

職業：□學生　　□軍公教
　　　　□製造業　□營造業
　　　　□服務業　□金融貿易
　　　　□資訊業　□自由業
　　　　□其他＿＿＿＿＿＿＿

個人年收入：□24萬以下
　　　　□25~30萬　□31~36萬
　　　　□37~42萬　□43~48萬
　　　　□49~54萬　□55~60萬
　　　　□61~84萬　□85~100萬
　　　　□100萬以上

購書地點：□便利商店　□書店
　　　　□其他＿＿＿＿＿＿＿

購書資訊來源：□逛書店／便利商店
　　　　□報章雜誌／書籍介紹
　　　　□親友介紹
　　　　□透過網際網路
　　　　□其他＿＿＿＿＿＿＿

其他希望得知的資訊：（可複選）
　　　　□男性健康　　□女性健康
　　　　□兒童健康　　□成人慢性病
　　　　□家庭醫藥　　□傳統醫學
　　　　□有益身心的運動
　　　　□有益身心的食物
　　　　□美體、美髮、美膚
　　　　□情緒壓力紓解
　　　　□其他＿＿＿＿＿＿＿

你對本書的整體意見：

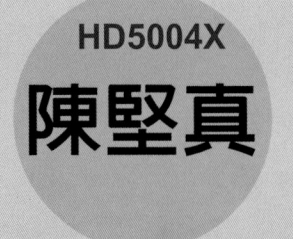

HD5004X

陳堅真

時食養生法〔修訂版〕

柿子文化事業群 出版

104 台北市忠孝東路二段141號5樓